職場のポジティブメンタルヘルス3

働き方改革に活かす17のヒント

島津明人 編著

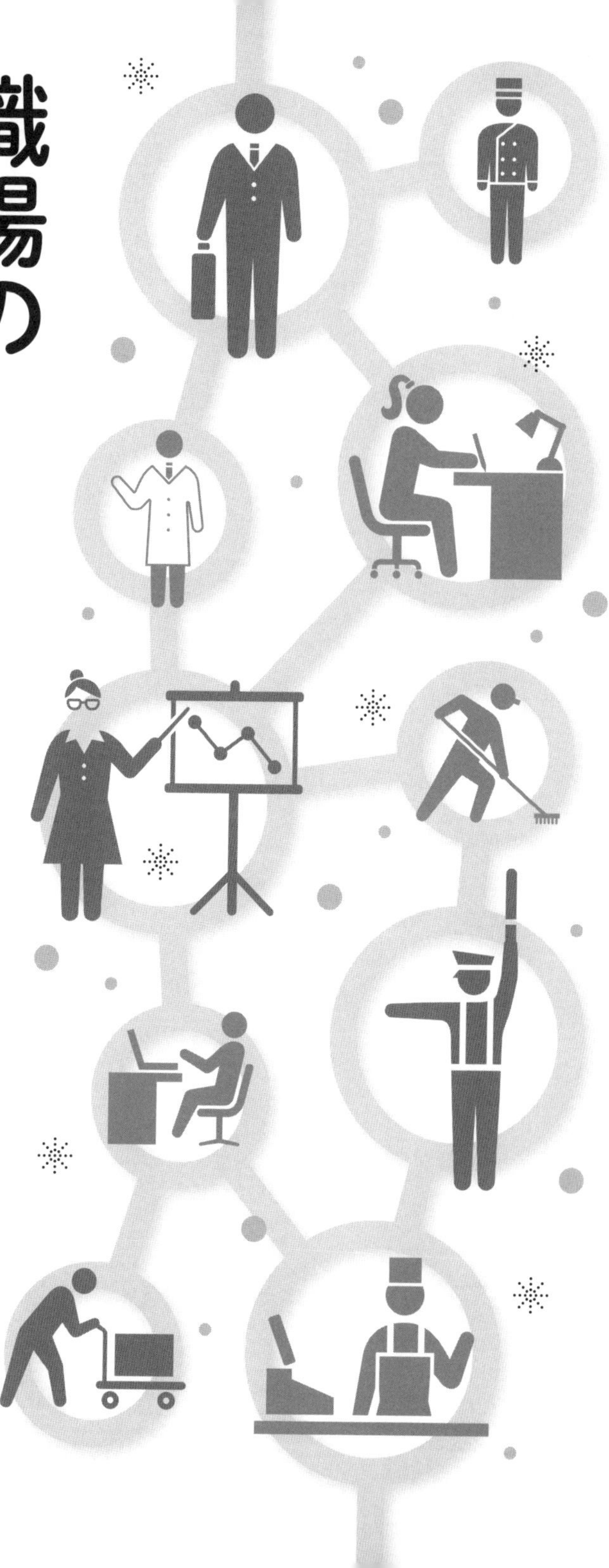

誠信書房

まえがき

健康の増進と生産性の向上――最近の動き

二〇一五年六月に本シリーズ第1巻『職場のポジティブメンタルヘルス――現場で活かせる最新理論』が刊行され、二〇一七年十一月には第2巻『職場のポジティブメンタルヘルス2――科学的根拠に基づくマネジメントの実践』が刊行されました。

その後、わが国では、二〇一八年七月に「働き方改革関連法」(正式名称「働き方改革を推進するための関係法律の整備に関する法律」)が公布され、働き方の見直しが加速しました。健康経営に関しては、経済産業省の認定制度「健康経営優良法人」が二〇一七年度から開始され、年々認定企業数が増えています。「健康経営優良法人2020」では、大規模法人部門千四百八十一法人、中小規模法人部門四千七百二十三法人が認定されるまでになりました。二〇一九(令和元)年度の『労働経済白書』(厚生労働省)では、本書のキーワードの一つである「ワーク・エンゲイジメント」が特集で組まれるなど、健康で活き活きとした働き方への注目が、一段と高まってきました。

このような状況のなかで発生したのが、新型コロナウイルス感染症(COVID-19)のパンデミックです。このパンデミックにより、わが国をはじめ多くの国では緊急事態宣言が出され、人々は感染の拡大防止のため不要不急の外出が抑制されました。労働者には在宅勤務などのリモートワーク、時差通勤が推奨され、ウェブ会議も定着しつつあります。これまでにも、働き方改革によるＩＴ化、労働時間の柔軟化などは推奨されてきましたが、COVID-19の感染拡大でこれらの動きが急激に加速しています。

このような働き方の変化は、同時に、組織のあり方やマネジメント、経済活動、人間関係、家族関係、生活空間の変化を通じて、労働者のウェルビーイング（健康、生産性）にさまざまな影響を及ぼすことが想定されます。こうした未知の状況に対応するには、道しるべが必要です。想定外の状況に柔軟に対応しつつも、科学的根拠や理論に基づきながら現場の活動を計画・立案・実施することが必要なのです。

理論を学ぶことの三つのメリット

さて、本書『職場のポジティブメンタルヘルス3――働き方改革に活かす17のヒント』ですが、これまでの二巻に引き続き、ポジティブなメンタルヘルス活動の推進に必要と思われる理論の紹介を第一の目的としています。ここで、理論を知ることのメリットに、改めて言及したいと思います。

第一のメリットは、現場の活動を、道筋を立てながら計画・立案・実施できる点にあります。これまで各事業所では、職場や従業員を活性化させるためのさまざまな活動を行ってきました。これらの活動は、何を変化させ、どんな結果をもたらすことを意図して行われていたでしょうか。これらがあいまいな場当たり的な活動は、現場を疲弊させ、従業員を疲弊させてしまいます。理論を学ぶことで、目的のあいまいな活動を減らし、道筋を立てながら活動を計画・立案・実施することができるようになります。

第二のメリットは、産業保健、経営、人事、研究者など、さまざまな立場の人たちと共通の「言葉」で、活動を推進できる点にあります。ポジティブなメンタルヘルスを推進するには、産業保健と経営をはじめとして、さまざまな立場の人たちが、これまで以上に緊密に連携することが必要になりました。しかし、各者の目指す方向は同じでも、そこで用いられる言葉が異なっていては、緊密な連携は図れません。そのようなときに共通の枠組み、共通の言葉があることで、スムーズな連携が可能になります。

第三のメリットは、活動の一般化・横展開が可能になる点にあります。ある職場で効果的だった活動を、別の職場で同じように展開しても大丈夫でしょうか。他社の良好事例を自社で取り入れても、同じような効果が得られるでしょうか。理論的な枠組みに沿って計画された活動であれば、基本的な枠組みを保持したうえで、職場の特徴に合わせて微調整を加えれば、別の職場でも同じように展開することができるでしょう。

本シリーズの特徴と本書の構成

本シリーズ「職場のポジティブメンタルヘルス」は、東京大学大学院医学系研究科精神保健学分野と公益財団法人日本生産性本部とが連携して設立された、「健康いきいき職場づくりフォーラム」の活動の一環として刊行されています。同フォーラムの活動の一つに、ポジティブなメンタルヘルスに関連する理論と最新の知見を、会員向けにわかりやすくお伝えするコラムの配信があります。気鋭の研究者・実践家が、得意とする内容をコラムとして月替わりで配信するもので、二〇一三年四月の開始から二〇二〇年七月までに、八十三個のコラムが配信されています。本シリーズは、コラムを担当した筆者が、選りすぐりの内容を加筆し、書籍としてまとめているもので、本書がシリーズ三冊目となります。

本シリーズ「職場のポジティブメンタルヘルス」は、理論研究や実証研究などの科学的根拠をもとに、健康でいきいきと働くためのポイントを、わかりやすく提示することを目的としています。本シリーズに収載されている各コラムは、職場のポジティブメンタルヘルスの主要概念であるワーク・エンゲイジメントを中心に、組織や個人の活性化、心身の健康に関する理論や実証研究を、学際的な視点から紹介しています。そのため、執筆陣は心理学にとどまらず、精神医学、産業保健、経営学、建築学、組織行動学など、さまざまな領域にまたがっています。また、各コラムでは、理論や実証研究の紹介だけではなく、その理論を実践にどのようにつなげるかのポイントを併せて提示している点も、本シリーズの大きな特徴と言えるでしょう。

シリーズ三冊目となる本書『職場のポジティブメンタルヘルス3――働き方改革に活かす17のヒント』は、以下の三部から構成されています。

第Ⅰ部「組織マネジメントの支援」では、経営者や管理職の人たちに、組織をマネジメントするうえで知っていただきたい理論や実証研究を、七つのコラムにまとめました。第Ⅱ部「セルフマネジメントの支援」では、従業員が自己の仕事を適切にマネジメントするうえで、ぜひとも知っていただきたい理論や実証研究を、五つのコラムにまとめました。最後の第Ⅲ部「実践！休み方改革」では、従業員自身が健康でいきいきと働くために、オフの時間やプライベートの時間をどのように過ごすかについて役立つ理論や実証研究を、五つのコラムにまとめました。働き方と休み方は車の両輪です。休み方の工夫から、健康でいきいきと働くためのヒントを提示しています。

本書は、健康でいきいきと働くことに関心のある企業の経営者、人材開発や組織開発の担当者、人事労務担当者、職場の管理職、産業保健スタッフ、一般の従業員の方々、そして、この領域に関心のある研究者や大学院生も読者として想定しています。そのため、専門用語はできるだけ少なくし、わかりやすい表現に努めました。本書が、一人ひとりが健康でいきいきと働くための、そして、組織全体がいきいきとするためのヒントとなれば幸いです。

最後になりましたが、健康いきいき職場づくりフォーラムにおいて、コラム連載の運営を担当している日本生産性本部の齋藤亮様、本企画の書籍化にご快諾いただき、すみずみまで細かく原稿をチェックいただいた誠信書房編集部長中澤美穂様、それに執筆者の皆様に、心より御礼申し上げます。

二〇二〇年九月

著者を代表して

島津　明人

目次

第 I 部

組織マネジメントの支援

column 1

他者への貢献感がやる気を引き出す

【池田　浩】

introduction

私たちは、仕事から達成感や成長感を得ることができれば、やりがいを感じて次の仕事にも意欲的に取り組めます。しかし、与えられた仕事をミスなく完遂することが当然とされている仕事では、達成感どころか成長感さえもなかなか実感できません。そうした仕事において、やる気を引き出す鍵となるのが、顧客や同僚などの他者に対する「社会的貢献感」です。本コラムでは、社会的貢献感の有用性と、それを高める実践的なポイントを紹介していきます。

1　組織で求められる成果の特徴とワークモチベーション

（1）組織を構成するさまざまな部署や部門

いかなる組織も取り組むべき課題を抱えています。そして、その課題を円滑に遂行するために、業務の内容に応じた分業がなされています（Schein, 1980）。たとえば、商品やサービスを考案する企画部門や、それを形にする設計部門、そして商品を作る製造部門、また顧客や消費者に商品やサービスを提供する営業部門など多岐にわたります。さらに、組織を運営する経理部門や人事部門なども、必要不可欠な役割を担っています。組織の業種によって構成される部門や部署に違いはありますが、一つの組織でもさまざまな職務から成り立っていることがわかります。

さて、組織ではそこで働く従業員のやる気（ワークモチベーション）を引き出すために、目標管理制度などの人事評価制度を運用しています。その人事評価制度が、従業員にとって取り組む課題とその成果を意識化することに役立つものであれば、肯定的な効果をもたらします（古川ら 2010）。しかし、職務の成果が数量化あるいは定量化することが難しいとされる間接部門などでは、目標管理制度や成果主義がなじまないとする議論も根強くあります（グロービス経営大学院 2007）。こうした職務に従事する従業員のやる気を引き出すためには、どのような施策やマネジメントを施せばよいのでしょうか。

（2）職務成果に関わる接近と回避

職務に取り組むことを通じて期待される成果（パフォーマンス）の観点から、職務を大きく二つに分けるとすれば、①業績を上げることや目標を達成すること、新しい企画や計画を立案してそれを実現することが期待される職務と、②与えられた職務をミスや失敗なく確実に完遂することが期待される職務に分けることができます。前者を「成功への接近」、後者を「失敗からの回避」に関わる職務と呼ぶことにします。

（3）職務の接近・回避とワークモチベーション

「成功への接近」に関わる職務は、仕事の成果が数値化されやすいために達成感や成長感を感じやすく、それが仕事へのモチベーションにつながります。さらに、仕事の成果が定量化しやすいため、それに連動して報酬などのインセンティブも付与しやすく、上司からのフィードバックも行いやすいと言えます。成果主義や目標管理が機能しやすい職務の代表的な例として営業部門などが挙げられますが、それはまさに取り組んだ成果が直接数値として反映されるからです。

一方で、「失敗からの回避」に関する職務は、組織では財務や経理、人事、法務などの間接部門が代表的と言えます。その他、鉄道やバス、エネルギーを生産する現場や、病院などの医療現場なども、与えられた職務を定められた手順やマニュアルに沿って適切に遵守することが期待されているため、これらも失敗からの回避の職務に当てはまると言えるでしょう。こうした職務のもとでは、従業員はミスなく完遂することが当然のこととして期待されているため、たとえ完遂したとしても充分に達成感や成長感を得ることは難しいと言えます。それだけでなく、上司や同僚も完遂したことをあえて讃えたり、賞賛することも少なく、それどころか、ミスが生じると、咎《とが》められることさえあります。このように、失敗から回避することが期待される職務では、なかなかモチベーションを高めることは難しいと言えます。

2　仕事のやりがいと意義

失敗からの回避に関わる職務に従事する従業員のモチベーションをマネジメントすることが難しい最も大きな理由は、所与の職務をミスなく完遂することが当然のこととして期待されているため、成果指標として数値化・定量化することが難しいことにあります。しかし、「失敗からの回避」に関わる職務は、「成功への接近」に関わる職務と同等に、顧客や組織にとって重要な役割を担っています。そう考えると、インセンティブを用いるのではなく、その職務を遂行することから得られる意義を意識化することで、モチベーションにつなげることができます。

（1）仕事から得られる四つの意義

働く人にとって、その仕事に何らかの意味や意義を感じることは、重要な意味を持っています。なぜなら、働く人々は仕事に意義を見出すことで、やりがいや面白さ、有意味感を感じるからです。では、働く人々は仕事を通じてどのような意義を感じているのでしょうか。近年、ロッソら（Rosso et al., 2010）は、仕事の意義を二つの次元から四つに分類しています。

仕事の意義を分ける一つ目の次元は、仕事の意義を感じる「源泉」であり、自己志向 - 他者志向に分けられます。これは、仕事の意義を感じる対象（源泉）が自分にあるのか、それとも他者（自分以外の同僚や職場、組織）にあるかを指します。もう一つは、主体性 - 共同性の次元です。これは私たちの存在動機を意味

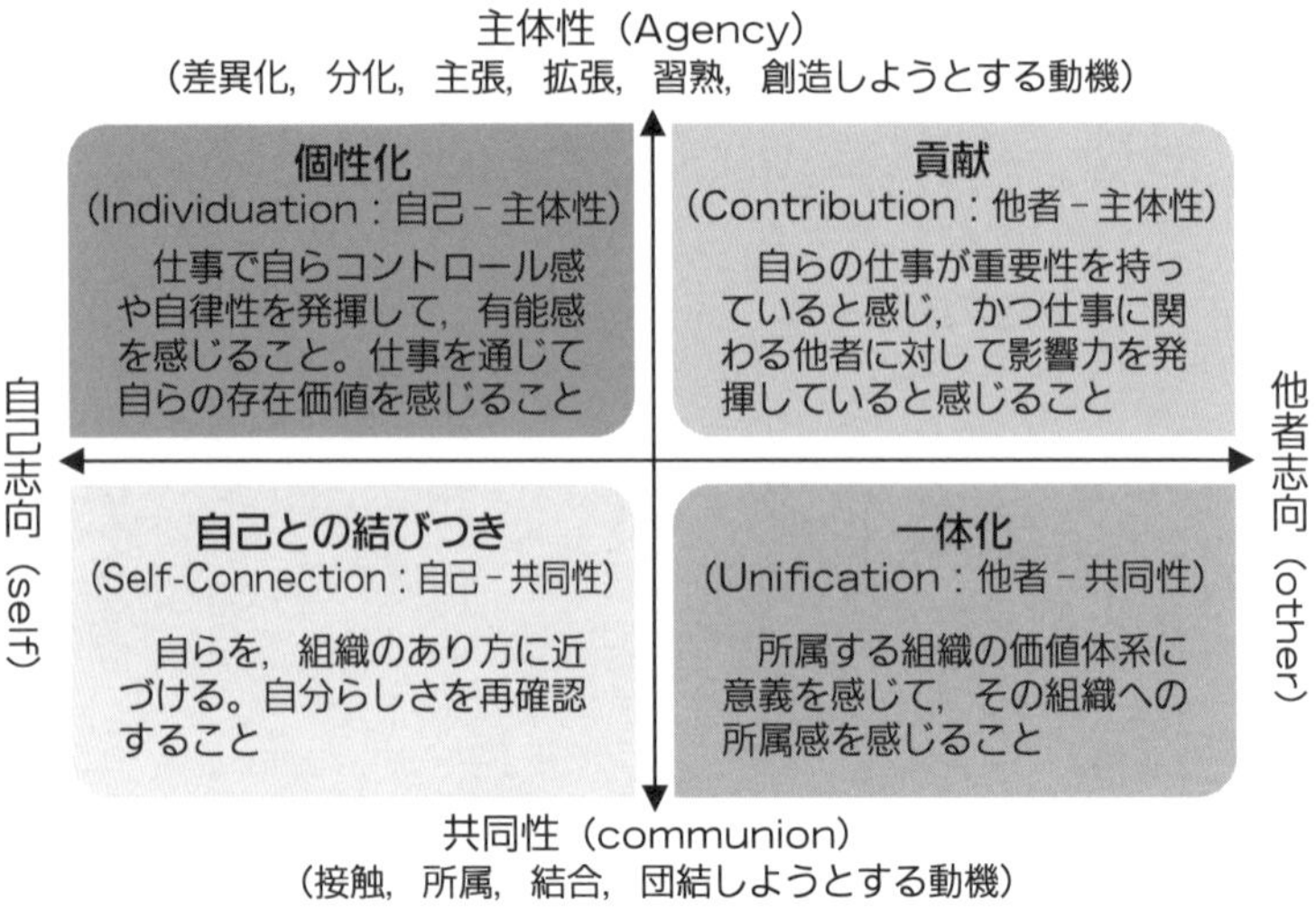
主体性（Agency）
（差異化，分化，主張，拡張，習熟，創造しようとする動機）
個性化
（Individuation：自己－主体性）
仕事で自らコントロール感や自律性を発揮して，有能感を感じること。仕事を通じて自らの存在価値を感じること
貢献
（Contribution：他者－主体性）
自らの仕事が重要性を持っていると感じ，かつ仕事に関わる他者に対して影響力を発揮していると感じること
自己志向（self）
他者志向（other）
自己との結びつき
（Self-Connection：自己－共同性）
自らを，組織のあり方に近づける。自分らしさを再確認すること
一体化
（Unification：他者－共同性）
所属する組織の価値体系に意義を感じて，その組織への所属感を感じること
共同性（communion）
（接触，所属，結合，団結しようとする動機）

注：他者とは，同僚，集団，集合，組織などを指す。

図1－1　仕事の意義

し、自らを他者とは独立した存在としてとらえ、そして自らの意見を主張し、習熟し、創造性を発揮しようとする存在（主体性）と考えているのか、他者とふれあい、結びつき、まとまろうとする存在（共同性）と考えているのかを意味します。これら二つの次元の組み合わせによって、四つの仕事の意義が浮かび上がります（図1-1）。

一つ目の意義は、自己志向と主体性から感じる「個性化」です。すなわち、主体性を持つ個人が自己に仕事の意義を見出すことで、仕事を自らの意思で自発的に進めることができ、その組織のなかで自らの存在価値を感じることで、仕事に意義を感じることです。自らの能力を充分に発揮したり、成長を実感している方ほど、このタイプの意義を感じていると考えられます。

二つ目の意義は、自己志向と共同性から得られる「自己との結びつき」です。共同性を持つ個人が、自分らしさを意識することで、仕事に対する意義を感じることです。これは、〝本当の〟自分らしさが、仕事や組織のあり方に一致しているかによって見出される意義であり、たびたび本当に自分に合った仕事として「天職」と感じることは、このタイプに該当します。

三つ目は「一体化」で、共同性の動機を持つ個人が、他者や組織に意義を見出すことです。すなわち、所属する組織の価値体系に意義を感じたり、所属感を感じることです。

四つ目の意義は、他者志向と主体性から得られる「貢献」です。主体性な存在である個人が自らの役割を果たすことで、顧客や同僚、組織などの他者に役立つことに意義を見出すことと言えます。

3　他者に役立つ貢献感

(1)　失敗からの回避が求められる職務と仕事の意義

ロッソらのモデル（Rosso et al., 2010）は、あらゆる仕事で得られる意義を包括的にとらえたものです。そのため、働く人々があらためて自らの仕事の意義を再確認するための、指標にもなるでしょう。「失敗からの回避」に関わる職務に従事する人々は、与えられた職務を完遂して当然、当たり前、と考えられていることから、充分に仕事の意義を感じにくいケースも多くあります。しかし、どのような仕事も、それ単体で完結しているわけではありません。分業化がなされているように、その仕事が直接に顧客に役立つものもあれば、別の部門や部署に引き継がれて間接的に役立つものも多くあります。すなわち、「働《はたら》く」という用語が、「傍《はた》を楽《らく》にする」に語源があるように、本来仕事とは複数の他者に役立つものと言えます。

こうした考えに立つと、ロッソらの仕事の意義のなかでも四つ目の「貢献」は、働くうえでもひときわ重要性を持つ意義であり、特に「失敗からの回避」に関わる職務においても、重要なモチベーションの源になります。

（2）社会的貢献感の心理的効果

働く人々が顧客や同僚、上司に対して自らが貢献できていると感じることを、「社会的貢献感」（有吉ら 2018）と呼びます。言い換えると、自らが取り組んだ仕事が他者に直接的あるいは間接的に役立った、という感覚を持つことです。この社会的貢献感を感じることがどのような心理的効果を持つかについて、次の興味深い二つの研究を紹介します。

一つ目の研究は、有吉ら（2018）の、コールセンターのオペレーターを対象とした研究です。この企業のコールセンターでは、顧客からのトラブルやクレームを受け付け、素早く対応することが求められています。オペレーターが適切かつ丁寧な対応を行ったとしても、お客様から感謝されることは稀であり、受電によって生じるネガティブな感情を押し殺して、冷静に対応することが求められます。そのため、オペレーターの多くがストレスを抱えていました。

そうしたなかで、経験年数の長いオペレーターのなかには、必ずしも顧客から感謝されることはないものの、自らの対応がお客様の問題解決に役立ったという感覚を持つことが仕事のやりがいにつながっていると、インタビューによって明らかになりました。

そのことを踏まえ、このコールセンター企業のすべての事業所に勤務するオペレーターを対象に調査を実施したところ、図1-2に示すように、社会的貢献感のなかでも、顧客に対する貢献感や職場や組織に対す

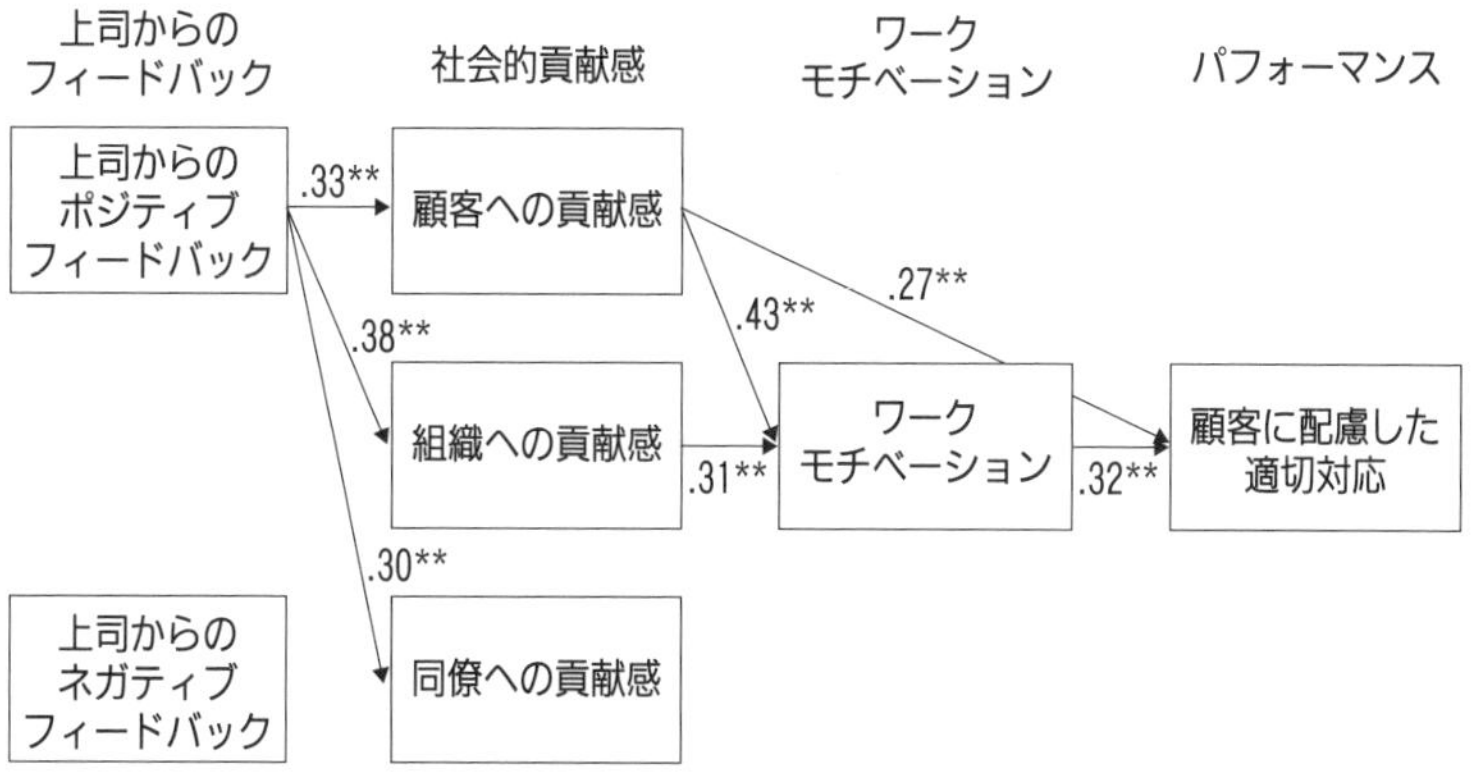

図 1－2　社会的貢献感の効果（有吉ら，2018）

る貢献感を感じることがワークモチベーションにつながり、それが顧客への適切な受電対応につながっていることが明らかになりました。

二つ目の研究は、グラントら（Grant et al., 2007）による寄付を依頼する電話業務です。これは、大学の卒業生に電話をかけて寄付を依頼する業務ですが、当然のことながら断られることが多いため、離職率が高いという問題を抱えていました。グラントは二つの条件を設定し、一つ目の条件はその寄付を奨学金として受け取った学生が、直接電話業務の担当者のところに訪問して、寄付による奨学金が自分の学生生活にいかに役立ったかの感謝を伝える条件です。もう一つは、訪問を受けずに電話業務を行う統制条件（比較条件とも言います）です。

二つの条件によって、電話業務を担当する研究協力者の反応は、明瞭に分かれるようになりました。大学生の訪問を受けて感謝された人々は、その後、電話をかける時間が大幅に増えただけでなく、寄付の金額も統制条件と比べて大きな差が生まれました。推察すると、感謝をされた電話業務担当者は、つらい業務でありながらも、自らの業務が多くの大学生のキャリアに役立っている社会的貢献感を持つようになり、それがその後の電話の時間のみならず、電話での説明の仕方や熱意などにも表れ、結果として寄付の金額の増加にもつながったと考えられます。

こうして、繰り返し対応すべき仕事であっても、それが誰かの役に立っていると本人が実感できれば、その仕事の意義を感じてモチベーションが高まり、それがひいてはパフォーマンスにもつながることがわかります。

4　働きがいのある職場に向けて

(1)　職務の完遂を当然と考えるネガティブ・ループ

どんな仕事であってもそれが誰かの役に立っていることを考えると、特に完遂して当然と考えられている「失敗からの回避」に関わる職務では、社会的貢献感を感じることがその職務に対するモチベーションを高める重要な源となります。ただし、従業員が自発的に社会的貢献感を感じることには限界があります。なぜなら、完遂することが至極当然と見なされていることから、それに取り組む従業員も日々漫然と繰り返すようになるからです。それだけでなく、その従業員をマネジメントする管理者も、ミスなく遂行することが当たり前、当然のことと考えるようになると、特に労《ねぎら》いの言葉をかけることも少なくなります。このように、職務の完遂を「当たり前」と考えるループができあがってしまうと、従業員のやりがいも失われてしまい、職場にも活気は生まれません。

（2）社会的貢献感とそれに対する感謝のポジティブ・ループ

従業員が職務を完遂できたことや、それが顧客や同僚などの他者に役立った社会的貢献感を意識化することで、仕事に対するモチベーションが高まります。さらに、管理者や同僚も、その取り組みや頑張りが顧客に貢献するとともに、組織が機能していることを認めて、労いや承認、感謝の気持ちを言葉で伝えることが必要です。事実、管理者には適切なリーダーシップとともに、仕事に対する意義を従業員に伝えることが大きな効果を持つことも、実証的に裏づけられています（Grant, 2012）。これらの社会的貢献感と、それに対する感謝のポジティブ・ループが循環することで、職場に働きがいが生み出されると言えます。

5　実践へのポイント

（1）仕事の意義を見出すこと

どのような職務であっても、顧客や職場に対して何らかの意義を持っているはずです。自身が担当している職務が、顧客や職場にどのような意義を持っているかをあらかじめ考えてみることで、社会的貢献感を感じやすくなります。

（2）成功体験を意識化すること

ミスなく取り組むことが当たり前と考えられている「失敗からの回避」の職務ほど、うまく対応できた体験よりも、失敗した体験のほうがネガティブな感情を伴うために、記憶に強く残ってしまいます。そのため、こうした職務に取り組んでいる人ほど、日々の仕事が終わった後、仕事でうまくできた体験や、顧客や組織に役立った体験を思い出し、意識化することが重要です。

（3）管理者は従業員の取り組みに感謝と労いの言葉を

「失敗からの回避」の職務ほど、管理者は従業員のモチベーションをマネジメントすることに配慮する必要があります。そのため、職務をミスなく完遂することを当たり前、当然と見なすのではなく、しっかり取り組んでいる従業員に対して、意識して感謝と労いの言葉をかけるようにしましょう。それによって、従業員は取り組んでいる仕事に対して「貢献感」という仕事の意義を改めて感じるようになり、いっそう意欲的に取り組むことができるでしょう。

実践のポイントを以下にまとめます。

❶ 仕事の意義を見出すこと。
❷ 成功体験を意識化すること。
❸ 管理者は従業員の取り組みに感謝と労いの言葉を。

【文献】

有吉美恵・池田浩・縄田健悟・山口裕幸（2018）「ワークモチベーションにおける社会的貢献感の役割――コールセンター受電業務オペレーターを対象とした調査研究」『産業・組織心理学研究』三二巻、三-一四頁

古川久敬編著／柳澤さおり・池田浩著（2010）『人的資源マネジメント――「意識化」による組織能力の向上』白桃書房

Grant, A. M. (2012) Leading with meaning: Beneficiary contact, prosocial impact, and the performance effects of transformational leadership. *Academy of Management Journal*, **55**(2), 458-476.

Grant, A. M., Campbell, E. M., Chen, G., Cottone, K., Lapedis, D., & Lee, K. (2007) Impact and the art of motivation maintenance: The effects of contact with beneficiaries on persistence behavior. *Organizational Behavior and Human Decision Processes*, **103**(1), 53-67.

グロービス経営大学院（2007）『グロービスＭＢＡ組織と人材マネジメント』ダイヤモンド社

Rosso, B. D., Dekas, K. H., & Wrzesniewski, A. (2010) On the meaning of work: A theoretical integration and review. *Research in Organizational Behavior*, **30**, 91-127.

Schein, E. H. (1980) *Organizational psychology 3rd ed.* Prentice-Hall.（松井賚夫訳〈1981〉『組織心理学』岩波書店）

column **2**

「人のため」は元気の源
――プロソーシャル・モチベーションを活用したリーダーシップとは

【大野正勝】

introduction

ビジネスの現場において、従業員のモチベーションの向上・維持は、リーダーにとっての永遠の課題と言っても過言ではないでしょう。しかしながら、必死に仕事のやりがいや意義を訴えても、それがなかなか伝わりきらず、生産性の面でも苦しんでいるケースが多いのではないでしょうか。その状況を打開すべく、さまざまな実験を通して課題究明に乗り出したのが、気鋭の組織心理学者アダム・グラント（Grant, A.）です。リーダーが伝えてダメなのであれば、そのかわりに仕事の恩恵を一番被っている人、すなわち最終受益者に伝えてもらうのはどうだろうか、との発想転換に基づく研究の数々を世の中に発表していったのです。本コラムではそれらをまとめて紹介しながら、労働者と受益者との橋渡し役としてのリーダーシップを探っていきます。

1　モチベーションにおける向社会性とは

リーダーシップを執《と》る立場にいる方であれば誰もが直面する課題に、チームや部署内のメンバーにおけるモチベーションの向上・維持があります。皆がやりがいを感じながら、いきいきと活躍できる職場を作っていくための必須課題と言ってもよいでしょう。その点におけるマネージャーの役割の重要性もさることながら、実際には、なかなかうまくいかずに苦戦されているケースが多いのではないでしょうか。このような背景を反映してか、ビジネスの現場や関連学問の世界においても、リーダーシップというテーマは注目度・重要性ともにその高さを維持しています。本コラムでは、一風変わったリーダーの役割を、プロソーシャル(向社会)・モチベーション（Prosocial Motivation）という視点に焦点を当てながら探っていきます。

プロソーシャル・モチベーションとは、他者への貢献を意図して行動を起こそうとする意欲を意味します。また、この意欲に従って実際に起こす行動を、プロソーシャル行動（Prosocial Behavior）と呼びます。組織や個人にもたらす恩恵の豊かさから、これらのテーマは、組織研究の世界においても、四半世紀以上前から盛んに扱われてきました。そして、十年ほど前からは、仕事を通して同僚や顧客などの他者へ及ぼしたポジティブな影響を実感する経験を指す、プロソーシャル・インパクト（Prosocial Impact）という概念が注目を浴びています。どのような状況が人を他者視点に駆り立てるのか、また自身が与えた影響を実感できた際に生まれる心理的・行動的効果は何なのか、などといった課題が調査されており、職場におけるプロソーシャル・モチベーション促進の鍵を握る重要なテーマとなっています。

2　院生に届いたとある相談

この研究領域を牽引している組織心理学者の一人が、ペンシルバニア大学ウォートン・スクールのアダム・グラント氏です。『GIVE & TAKE「与える人」こそ成功する時代』(Grant, 2013) などの著作を通じて知っている読者もおられるかと思います。

まだ大学院生だった彼のもとへ、コールセンターを経営する会社からとある相談が寄せられました。それは、大学への寄付金を募るべく電話をかけ続けていたオペレーターの多くが、仕事への熱意を失い、その全体が約二カ月ごとに辞めてしまうという現状をどう解決したらよいか、という内容でした。そこでまず講じたのが、マネージャーたちに仕事のやりがいを伝えてもらい、従業員を元気づけようという介入方法です。しかし、それはことごとく失敗に終わってしまいます。どうしてそうなってしまったのでしょうか。グラントは、その理由を次のように分析しています。離職率の高い状況のなかでは、マネージャーたちがどんな策を講じようとも、従業員に「もっと働いてほしい」という根本的な思いは変わりません。いわゆるその下心が彼らに伝わってしまった結果、モチベーションもパフォーマンスも下がってしまう一方だったのです。

さて、失敗を説明はできたものの、問題はまだ解決していません。相談を依頼してきた会社にも、割ける時間に限りがあります。そこで窮地のグラントが着眼したのは、元気づけのメッセージを、もっと中立的な立場の人に届けてもらってはどうか、という点でした。そして、コールセンターで働くオペレーターの仕事を再度見つめ直し、その仕事により恩恵を受けている人に注目しました。寄付されたお金の五割以上が学生への奨学金として利用されていたことを踏まえ、奨学生こそが恩恵を最終的に受けている人たちであることがわかりました。そこで奨学生らに、いかにして奨学金を手に入れたのか、また、奨学金は彼らの人生にどんな変化をもたらしたかなどの実体験を、五分ほどの時間を使って伝えてもらうことにしたのです。つまり、本来マネージャーが行う元気づけの業務を、消費者・顧客であるエンドユーザー（受益者）に外部委託したのです。仕事のやりがいや意義に関連する文献を照らし合わせても、理にかなった視点でした。この発想をもとに、新たな検証実験が遂行されることになります。

　この実験では、奨学生からのメッセージを受け取る三つのグループが用意され、コールセンターのオペレーターたちが無作為に分けられました。①面と向かってメッセージが伝えらえるグループ、②手紙を通して同じ内容のメッセージが伝えられるグループ、そして、③メッセージがいっさい伝えられないグループです。介入が実施された一カ月後に、オペレーターのモチベーション（かけた電話の時間）とパフォーマンス（寄付金額）が測定・比較されました。その結果は次のようになりました。

　面と向かってメッセージを受け取ったグループは、他の二グループに比べ、一回の電話をかける時間が約三倍に跳ね上がり、一時間ごとに電話をかける回数も約二倍となりました。さらに、一週間分の寄付金額においては、介入前と比べ約三倍の増加が確認されたのです。奨学生の生の声を聞いたオペレーターはやりがいが高まり、彼らのために頑張ろうという思いを強めながら、いきいきと働くようになったのです。また、二つの実験群における効果の有無からわかるように、オペレーターが受益者の存在をじかに感じ取ることが、より強いプロソーシャル・インパクトを生み出し、モチベーションを高めるための重要な要素となっています。こうして無事に課題を解決できたグラントの実験は、*Organizational Behavior and Human Decision*

Processes という学術誌にて発表（Grant et al., 2007）され、その後の向社会性を扱う研究やビジネスの現場に大きな影響をもたらしました。

この論文に類似している結果は、その後の研究でさまざま見受けられます。たとえば、イタリアで働く看護師を対象に行われた実験（Bellé, 2013）があります。実験協力者となった看護師たちには、医師が手術に使う物品や薬をリストに従って保管場所から取り出し、専用のケースの中に正しい順番にまとめる作業が課せられました。そして、最終受益者とのコンタクトがあるグループとないグループとに分けられ、それぞれのパフォーマンスが比較されました。この実験では、正確に手術用キットを準備した看護師たちのおかげで、手術が無事故で滞りなく行うことができたという話を、医師の代表らが伝えました。そして、グラントの研究と同様、受益者である医師とコンタクトのあったグループのほうが、高いモチベーション、生産性を維持することができ、エラーもより少ないという結果となったのです。

ほかにも、グラント自身による類似実験には、レクリエーションセンターで働くライフガードを対象にしたものがあります（Grant, 2008）。その実験では、溺れていた人を救助したさまざまな実際のエピソードに触れるグループと、仕事の持つ他者への重要さを伝えられるだけのグループに分けられました。結果、前グループのライフガードのほうが、仕事への熱意も強まり、上司による救助行動の評価も高くなっていることがわかりました。追加実験のなかで、これらの確認された効果は、救助のエピソードを通してライフガートという仕事の持つ他者へのインパクトや社会的価値を、より強く主観的に受け止めるようになったことに起因することもわかっています。

プロ－ソーシャル・インパクトそしてモチベーションには、パフォーマンスなど行動面での結果要因以外に感情面における効果も確認されています。なかでも興味深いのが、次に紹介する日記法を使った研究です（Grant & Sonnentag, 2010）。職場でプロソーシャル・インパクトを高く感じながら過ごした日の夜は、自宅にていきいきと、ポジティブな気持ちでいられることがわかっています。人のために奔走している最中には感じていなかったものが、帰宅後に落ち着いてからようやく、質の高い経験として感情面での色づけがなされているのです。この点は、フロー体験に起こる感情経験の時間差効果にも通じています。活動に深く没頭し、時間や空間の意識がなくなっているときには、感情面における認知・説明ができない状態にいます。しかし、活動を終えて振り返ったときになってやっと、心地良さや多幸感として認識することができるのです。

さて、ここまででモチベーションや、やりがいを向上させるうえでの最終受益者の重要性は伝わったかと思いますが、関連研究のなかに主役としてのリーダーの話は出てきていません。いよいよリーダーシップの視点から本題に迫っていきます。

3　リーダーシップは必要ないのか

リーダーシップとプロソーシャル・モチベーションのつながりに関しては、実はいくつかの研究がなされています。グラントとホフマン（Grant & Hoffman, 2011）は、プロソーシャル・インパクトを含むメッセージがより高いモチベーションへとつながるのは、それがリーダーではなく受益者によって伝えられたときであると報告しています。たとえ同じメッセージであっても、リーダーによって伝えられる際にはその信憑性が疑われやすいことが、理由として挙げられています。グラントの最初の失敗にもつながる点ですが、これはリーダーシップが必要ないということなのでしょうか。

同じつながりに注目し、変革型リーダーシップ（Transformational Leadership）がパフォーマンスにもたらす効果を検証した、次のような準実験があります。*Academy of Management Journal* という学術誌にて発表された論文内で報告されているこの実験は、教育などに関連するソフトウェアを販売する企業にて行われました（Grant, 2012）。

新しく雇用された従業員を介入の種類ごとに四つのグループに分け、それぞれの営業成績が比較されました。一つ目の変革型リーダーシップに基づいた介入グループでは、取締役によって会社のビジョンやその意義、それを実現可能にする従業員への熱意と信頼が伝えられました。二つ目の受益者と関わる介入グループでは、営業業務の恩恵を受けている部署に所属する従業員（内部受益者）から、実験参加者が生み出した利益によって、いかに仕事や収入の増加を可能にしたかが伝えられました。残りのグループは、この二つの介入が合わさったグループと、どちらも実施されないグループです。成績の指標として測定された販売数と利益は、ともに二つの介入が合わさったグループが一番高いという結果になりました。つまり、変革型リーダーシップの持つパフォーマンスへの効果は、受益者との関わりがあってこそ顕著に表れるものであり、それ単体では存在しないということになります。プロソーシャル・インパクトがより意識されることによって、リーダーの伝えるビジョンや激励がより鮮明に具体化・内在化され、相乗効果を生み出しているのではないかと考えられています。

4 受益者との関わりを前提とした職務設計

プロソーシャル・モチベーションに関連する実証研究が進むなか、受益者との関わりを前提に考える職務設計の理論化もなされました。グラント（Grant, 2007）はそのアプローチを、関係性に基づく職務設計（Relational Job Design）と名づけています。この理論のなかでは、さまざまな要素が説明されていますが、ここでは、本コラムで何度も強調してきた受益者とのコンタクト、そしてインパクトの認識に関して、少しだけ掘り下げていきたいと思います。

まず、受益者である消費者や顧客とのコンタクトと聞いてよく連想されやすいのは、クレーム処理などネガティブな側面が多いのですが、ここでは礼儀と感謝のこもった「敬意あるコンタクト（Respectful Contact）」に焦点が絞られているという点です。そして、そのコンタクトには、その頻度や時間、受益者との距離感などを含めた、さまざまな側面が備わっています。関わりの機会が業務のなかにどの程度仕組まれているかにより、インパクトの度合いが変わってきます。プロソーシャル・インパクトの概念は、従業員の行動が他者に与える影響の認識度としてとらえられていますが、広くは、他者とのつながりを通じて感じられる主観的なやりがいや貢献感でもあるとも説明されています（Grant, 2007）。

ここで指摘されている主観性は、上司など他者から与えられるまたは押し付けられるやりがい（やりがい搾取）や貢献感では、同等の効果が得られないことを示唆しています。同時に、主観性に内在する認識のズレも、問題になりうる可能性があります。他者との関わりがおろそかになってしまうような場合、仕事が与えている実際の影響という「現実」と、労働者の主観のなかにある影響の「感覚」とが乖離することによって、仕事に注ぐエネルギーが独り善がりになってしまう危険性をはらんでいます。

Harvard Business Review でグラントのさまざまな関連研究をまとめた記事のなかには、より効果的なコンタクトの機会を作るうえでリーダーの参考となる実践例も多く紹介されていますので、ここでいくつか紹介したいと思います（Grant, 2011）。

ある医療機器メーカーでは、社員の年度パーティーにて、会社の製品のおかげで命を救われた患者さんからの感謝の手紙を紹介する伝統があります。何のための日々の仕事なのかを再確認した社員は、より深い使命感を持って仕事に取り組むことができ、自ずと高いパフォーマンスや組織全体の利益につながります。

また、放射線科医はふだん、受益者である患者さんには会うことなく、X線写真をもとに病気の診断を下します。しかし、そこで診断の際に患者さんの写真を添えたらどうなるでしょうか。それを試した研究が報告されていますが、診断のレポートがふだんに比べて二九％長くなり、その正確性においては四六％向上する結果となったのです。

さらに、受益者と直接コンタクトできなくとも、関わりから生まれたストーリーが誰にも伝えられることなく眠っているケースがあります。とある大手ホテルでは、職員同士でお客さんとの間に起こった感動エピソード（WOW Story）を掘り起こし、共有することにしました。その結果、話を聴く側、話す側ともに、仕事への意義感が高まりました。

これらの例はほんの一部にすぎませんが、部署や企業独自のさまざまな取り組みが共有されていくなかで、より効果的な関わり合いの仕組みが構築されていくのではないかと考えます。

5 実践にあたってのポイント

(1) リーダーとしての新しい役割を認識する

最後に、本コラムで紹介した研究や理論面での注意点を踏まえ、実践にあたってのポイントを紹介します。まず、それぞれの企業にとって適切な度合いや形をなした受益者とのコンタクトの機会、またその仕組みを、自由な発想で作り上げていくイニシアティブを発揮することこそが、リーダーの新しい役割であると考えます。仕事がさらに増えてしまう、などと考える必要はありません。あのグラントでさえ与えられた時間はたったの五分だったのです。創造性を最大限に発揮するチャンスととらえてもよいのかもしれません。その役割に挑戦するなかで、プロソーシャル・モチベーションを存分に活用したリーダーシップが、ユニークな形でできあがっていくのではないでしょうか。

(2) エンドユーザーやエピソードを見つける

元気づけの外部委託を効果的に行うためにリーダーがまず取り組むべきなのは、エンドユーザーを見つけるためのネットワーク開拓・構築です。隠れたエンドユーザーが存在するケースもあるので、ときおり現場に足を運びながら、どんな人が仕事の恩恵を受けているのか、そこにどんな体験があるのかを見つけ出すことが大切になります。また、過去に集められた顧客からのフィードバックなどは、通常、顧客拡大や製品開発に限定して利用されがちですが、そのなかにも、元気づけの材料になるものが眠っている可能性がありますので、大いに活用するべきでしょう。

(3) 関わり合いを促す――直接会うことの大切さ

その次のステップとして、いかにエンドユーザーと従業員をつなげてあげられるかが焦点になります。手紙や写真など、その形もさまざまあるのは確かです。しかし、今回紹介した研究でもはっきりした結果として現れていましたが、(特になかなか会うことのない)エンドユーザーと従業員が直接会う機会を作ることが、元気づけをより効果的にするために不可欠な要素となります。そして、その接触機会をいかに感謝の気持ちが込められたものにしていくかも、大事なポイントとなります。

実践のポイントを以下にまとめます。

❶ リーダーとしての新しい役割を認識する。
❷ エンドユーザーやエピソードを見つける。
❸ 関わり合いを促す――直接会うことの大切さ。

繰り返しになりますが、これらの実践は、自由に工夫を施すなかでさまざまな形が生まれると考えられます。そして、その独創的な取り組みを通して「人のため」という意識が強まり、仕事に深いやりがいを感じ、いきいきと業務を進めていくことができるのです。

【文献】

Bellé, N.（2013）Experimental evidence on the relationship between public service motivation and job performance. *Public Administration Review*, **73**, 143–153.

Grant, A. M.（2007）Relational job design and the motivation to make a prosocial difference. *Academy of Management Review*, **32**, 393–417.

Grant, A. M.（2008）The significance of task significance: Job performance effects, relational mechanisms, and boundary conditions. *Journal of Applied Psychology*, **93**, 108–124.

Grant, A. M.（2011）How customers can rally your troops: End users can energize your workforce far better than your managers can. *Harvard Business Review*, **June**, 97–103.

Grant, A. M.（2012）Leading with meaning: Beneficiary contact, prosocial impact, and the performance effects of transformational leadership. *Academy of Management Journal*, **55**, 458–476.

Grant, A.（2013）*Give and take: Why helping other drives our success.* Penguin Books.（楠木建監訳〈2014〉『GIVE & TAKE「与える人」こそ成功する時代』三笠書房）

Grant, A. M., Campbell, E. M., Chen, G., Cottone, K., Lapedis, D., & Lee, K.（2007）Impact and the art of motivation maintenance: The effects of contact with beneficiaries on persistent behavior. *Organizational Behavior and Human Decision Processes*, **103**, 53–67.

Grant, A. M. & Hoffman, D. A.（2011）Outsourcing inspiration: The performance effects of ideological messages from leaders and beneficiaries. *Organizational Behavior and Human Decision Processes*, **116**, 173–187.

Grant, A. M. & Sonnentag, S.（2010）Doing good buffers against feeling bad/l Prosocial impact compensates for negative task and self-evaluations. *Organizational Behavior and Human Decision Processes*, **111**, 13–22.

column 3

メンタリングは新人のためならず!?

【麓　仁美
森永雄太】

introduction

本コラムでは、職場における支援の一つであるメンタリング行動に注目したうえで、メンタリングは受ける側だけではなく、行う側にも良い影響を与えるという知見を紹介していきます。続いて、メンタリング研究の知見を足掛かりに、従業員が主体的にメンタリングに取り組むための実践ポイントを紹介していきます。

1　いきいきをもたらすメンタリング

新年度になると新入社員が配属される職場も多いのではないでしょうか。新しくやってきた彼（女）らは、仕事にも会社にも慣れていないため、さまざまな人からの指導や支援が必要となります。そんな彼（女）らに対する仕事面、精神面での指導や支援は、大きく二つに分けることができます。

一つは、職場での業務や仕事の円滑な遂行を目的とした、短期的な支援です。新入社員にはまず、目の前にある仕事を覚えてもらうということが、彼（女）ら自身にとっても職場にとっても大切です。そのために仕事を教えたり、仕事や職場に関する相談に乗ったりする行動が、この短期的な支援にあたります。

しかし、新入社員にとって必要なのは、目の前の仕事をできるようになるということだけではありません。歩み始めたばかりのキャリアをどう進んでいくのかを考える必要があります。そのためには、もう一つの、個人のキャリアや発達、成長、学習を促すことを目的とした、中・長期的なスパンで行われる支援が必要です。これには、昇格や昇進を支援したり、企業を渡っていく術を教えたり、キャリア上のアドバイスをするといった行動が含まれます。学術的にはこの後者のような支援はメンタリング（mentoring）と呼ばれ、キャリア論や組織行動論で研究の蓄積が行われてきました。そのようなメンタリングを行う個人をメンター（mentor）と呼び、反対にメンタリングを受ける個人をプロテジェ（protégé）と呼びます。

メンタリングは、キャリア的機能と心理・社会的機能の、二つの機能に分けることができます。キャリア的機能とは、「仕事のコツや組織の内部事情を学び、組織における昇進に備える」（Kram, 1988／邦訳二七頁）ための支援を指します。この機能は、主にプロテジェの昇進や昇格といった、目に見える形でのキャリアを促すような働きをするものです。具体的には、プロテジェの昇進がうまくいくように上司に働きかけたり、上の人に接する機会のある仕事を任せたり、将来の昇進に備えて必要な教育を行うことなどが挙げられます。

それに対して心理・社会的機能とは、「専門家としてのコンピテンス、アイデンティティの明確さ、有効性を高める」（Kram, 1988／邦訳二七頁）ための支援のことを指します。この機能は、プロテジェが自身の能力やアイデンティティ、仕事における役割に関する考えを明確にすることを促す働きをするものです。具体的には、手本となったり、個人として尊重したり、心配事や悩みを聞いたり、信頼関係を築くことなどが挙げられます。これらメンタリングの機能をまとめたものが，表3-1です。

新入社員にとっては，メンタリングのキャリア的機能と心理・社会的機能を受けることができるかどうかが，その後のキャリアを歩むうえで，大きな影響を与えると言われています。たとえば，メンタリングを受けた個人と受けていない個人を比較したアレンら（Allen et al., 2004）のメタ分析では，メンタリングを受けるかどうかが，その後の昇進や給与といった目に見える形でのキャリア上の成功（客観的キャリア）と，職務満足やキャリア満足といったその人自身が自分の仕事やキャリアをどう思っているかという主観的な成功（主観的キャリア）の，両方に影響を与えることが示されています。

受ける側に対して良い影響を与えることがわかっているメンタリングですが，行う側にはどのような影響をもたらすのでしょうか。大きな声では言えませんが，正直，新人の指導が必要なのはわかるが，教えるのに時間が取られて自分の仕事ができない，教えるよりも自分でやったほうが早い，と思っておられる方もいらっしゃるでしょう。

たしかに，メンタリングを行うということは一見，利他的で，自分を犠牲にする，奉仕的な行動に見えるかもしれません。先行研究でも，メンタリングがもたらす影響は，支援を行う側ではなく，支援を受ける側に注目した研究がずっと行われてきました。支援を行う側にどのような影響があるかという問題は，見過ごされてきたのです。しかし，近年の研究では，メンタリングを行う側の昇進や昇給といった客観的な成功，そして直接いきいきに関わる職務満足やキャリア満足といった主観的な成功に対しても，良い影響があることがわかってきています（Fletcher & Ragins, 2007）。

まず，主観的な成功にもたらす影響を見てみましょう。メタ分析を行ったゴーシュとレイオ（Ghosh & Reio,

表 3－1　メンタリングの機能

機能	下位次元	定義
キャリア的機能	スポンサーシップ	プロテジェの昇進のために，公式に支援すること。望ましい横の異動や昇進人事に，積極的に指名することも含まれる。
	推薦と可視性	プロテジェにとって将来の昇進の可能性を決定するような，組織内の鍵となる人物との関係性を築きあげることができるように，権限を割り振ること。
	コーチング	企業という世界をどのようにして効果的に渡っていくのかについて，プロテジェの知識や理解を高めること。仕事の成果を積極的にアピールするために，どのようにプレゼンテーションをするのかについて，ともに考えることも含まれる。
	保護	突発的で，害を与える可能性のある上位の役員などとの接触から，プロテジェを保護すること。将来の評判を脅かす不必要な危険性を減少すること。
	やりがいのある仕事の割り当て	やりがいのあるような仕事をプロテジェに割り当て，技術的なトレーニングと進行中の仕事の出来具合のフィードバックを行うこと。
心理・社会的機能	役割モデリング	プロテジェに必要な態度や価値観，行動を見習うモデルとなること。
	受容と確認	プロテジェに対して肯定的な関心を持つこと。
	カウンセリング	プロテジェが組織のなかで肯定的な自己感覚を持つのを妨げる個人的な懸念や心配を，探索できるようにすること。
	交友	お互いを気に入り，理解し，仕事に関しても仕事以外でも，非公式なつきあいをもたらす社会的相互作用。

(Kram, 1988 をもとに著者作成)

2013）によると、メンタリングのなかでもキャリア的な支援を行っている人ほど、仕事のパフォーマンスに対する自己評価が高く、自身のキャリアに対する満足感が高いことが示されています。それに対し、心理・社会的な支援を多く提供しているメンターは、職務満足度が高く、より高い組織コミットメントを抱いており、自身のキャリアが成功しているという認識も高いことが示されています。これは、メンターがプロテジェの成長するのを手助けすることを通して自分自身の存在意義を確認したり、それにより満足感や達成感を感じていることが関係しています。また、メンターがプロテジェに対して共感を示し、自尊心や自信を高める支援を行うことで、プロテジェと感情的な絆を形成することが、組織への帰属を高めることにもつながっていると考えられています。

次に、メンタリングを行うことが、キャリア上の客観的な成功にもたらす影響を見てみましょう。この点に関して言えば、キャリア的な支援をより多く行っている人ほど昇進しており、給与も高いことが明らかにされています（Bozionelos et al., 2011）。メンタリングを行うことが、情報や支援を得られるネットワークの拡大や、組織内での評判の向上、リーダーシップ能力の向上につながり、結果的にそれが組織内での昇進に影響を与えると考えられています。それに対して、心理・社会的な支援を行っているかどうかは、メンター自身の客観的な成功とは関係がないようです。

これらの結果を総合的に見ると、どうやらメンタリングは受ける側だけが得をし、行う側は損をするというものではないようです。「情けは人の為ならず」と言いますが、「メンタリングは新人のためならず」と言えるかもしれません。

2　メンタリングを行う人ってどんな人？

では，メンタリングを行う人はどのような人なのでしょうか。これまでの研究でまず調査が行われたのは，年齢との関係です。キャリア論では，次の世代を育てたり支援を行ったりするメンタリング行動を，中年期に乗り越えるべき発達課題としてとらえてきました。中年期の人がメンタリングを行うことで，いきいきの源となる満足感を得られると考えられてきたのです。そのため，年齢とメンタリングとの関係を調べた，いくつもの調査が行われてきました。

しかし，その結果は予想に反したものでした。調査のなかには，年齢とメンタリングを行う意欲には関係が見られなかったもの（Ragins & Cotton, 1993）や，年齢が上がるとメンタリングを行う意欲が低くなるものまであったのです（Allen et al., 1997）。それらの結果を受け，メンタリング行動をとりやすいのはどのような人なのか，という個人的要因に関する研究が蓄積されるようになりました。そこで明らかになっていることを，いくつか紹介しましょう。

まずは，利他主義や向社会的特性といった，「他者に利益をもたらしたい，他者の役に立ちたい」という性格やパーソナリティの持ち主は，他者へのメンタリングも行いやすいだろうということが想定されました。たとえば，アリーら（Aryee et al., 1996）は，自分のことよりも他人の幸福や利益を第一に考える利他主義の人は，そうでない人に比べて，寛容で，誰かの役に立ちたいという気持ちを抱いており，親切な傾向があるため，メンタリングを行いやすいと考えました。彼らの調査結果からは予想どおり，利他主義の人はメンタリングを行う意欲が高いことが示されています。

また，上昇志向の強い人は，メンタリングを行いやすいこともわかっています。アレンら（Allen et al., 1997）は，上昇志向の強い人は，人を育てることで「スターメーカー」としての自分の評判を高めたり，組織のなかの影響力を高めるためにメンタリングを行うだろうと仮定しました。その結果，自分のキャリアの向上に興味のある人は，あまり興味を抱いていない人に比べて，メンタリングを通じて他者のキャリアを支援したいと考えていることが示されています。

3　そのいきいき，制度で促せますか

前節で見てきたように，メンタリングを行うかどうかは，個人の性格やパーソナリティに左右されるところが大きいようです。では，組織が個人のメンタリング行動を促すというのは，難しいことなのでしょうか。決してそうではありません。その手法として多くの企業で導入されているのが，メンター制度です。

メンター制度では，組織からメンターとプロテジェの指名が行われます。メンターとプロテジェは一対一の関係であることも多いですが，一人のプロテジェに対して複数のメンターがついたり，一人のメンターに対して複数のプロテジェがついたりすることもあります。メンター制度は，メンターやプロテジェの役割を組織が割り振ることで，強制的にメンタリング行動を促すことを想定した制度です。この制度がうまく機能し，個人にうまくメンタリングを行ってもらうことができれば，その人のいきいきも促すことができるはずです。

しかし、強制的にメンタリング行動を促すというメンター制度には、メンター側のモチベーションの低さや、メンターとプロテジェの価値観や性格、仕事のスタイルの不一致などの問題が起こりやすいこともわかっています（Eby et al., 2000）。その理由としてさまざまなことが指摘されていますが、一番の理由として考えられるのは、自己決定の問題です。

モチベーション研究では、内発的に動機づけられた行動は、外発的に動機づけられた行動に比べて、ポジティブな結果をもたらすことが指摘されています（Garné & Deci, 2005）。この内発的な動機づけをもたらす重要な要素の一つが自己決定です。自発的なメンタリング行動は自ら決めて行うのに対して、メンター制度では組織からメンターという役割を強制的に割り当てられることから、どうしても自己決定感が乏しくなります。その結果、制度の下でメンタリング行動をとっても、ポジティブな結果をもたらしづらくなってしまうということが考えられます。

4　メンタリングを促すプロソーシャル・モチベーション

では、どうすれば自発的なメンタリングを促進することができるのでしょうか。そのヒントとなるのが、グラントらによるプロソーシャル・モチベーション（prosocial motivation）の研究です。

プロソーシャル・モチベーションとは、他者の生活を良くすることに対するモチベーションのことを指します。例として、消防士が消火活動を行ったり、火災から人を救出したりする際のモチベーションが挙げられます。こういった「誰かのため」の行動の背後にある、その行動を起こそうという意思が、プロソーシャル・モチベーションなのです。メンタリングも、その「誰かのため」の行動の一つとして考えることができます（Grant, 2007）。先行研究でも、プロソーシャル・モチベーションとメンターになる意欲には関係があることが確認されています（Bear & Hwang, 2015）。そのため、プロソーシャル・モチベーションを促すことができれば、メンタリング行動も促すことができると考えられます。

このような、誰かのために行動したいという気持ちの強さは、個人の性格や特性に左右され、促すようなものではないと思われる方もいるでしょう。確かに、先行研究のなかにはそのような立場をとるものもあります（Allen, 2003）。しかし、研究者のなかには、プロソーシャル・モチベーションを、個人が置かれている状況や文脈によって影響を受ける、変化するものとして位置づけている人たちがいます。先ほど触れたグラントらも、後者の立場をとっています。

5　プロソーシャル・モチベーションを高める仕事の設計

グラント（Grant, 2007）によると、図3-1にあるように、仕事の設計（job design）を変えることで、個人のプロソーシャル・モチベーションに働きかけることができるとされています。ここでプロソーシャル・モチベーションに関係する仕事の設計として挙げられているのは、次の二つです。一つは、「誰かのため」の「誰か」に当たる、受益者の生活に自分の仕事が影響を及ぼす程度です。影響の程度が大きければ、自分の仕事が相手に与える影響の大きさを認識することにつながり、その人のために行動しようとする意欲が高まります。もう一つは、受益者との接触の程度です。これには接触の頻度や時間などが含まれ、接触の程度が多

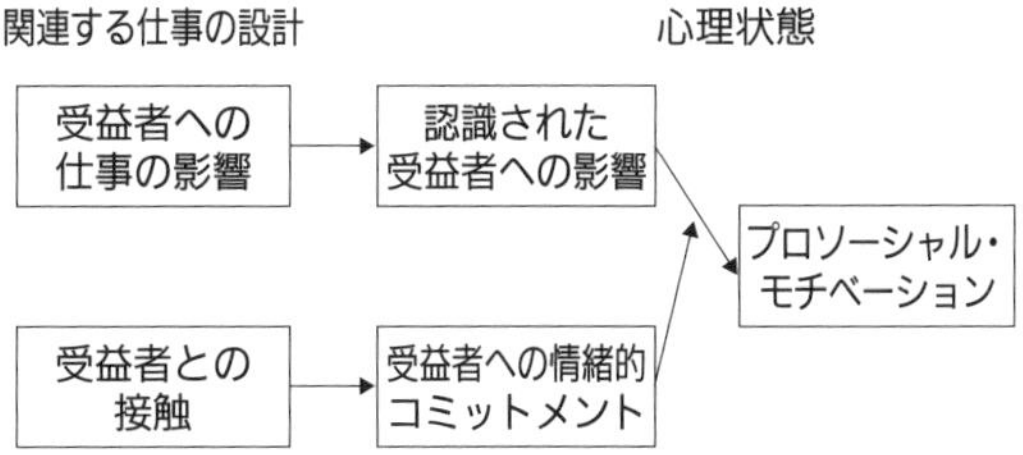

図 3-1　プロソーシャル・モチベーションに関連する仕事の設計（Grant, 2007 をもとに著者作成）

いほど受益者に対する愛着といった情緒的コミットメントが高まることになり、プロソーシャル・モチベーションも高まるとされています。

この関係は、大学の同窓生へ寄付金を募る活動をしている人（ファンドレイジング担当者）を対象にした、グラントら（Grant et al., 2007）による実験でも証明されています。彼らの活動は、経済的に恵まれない大学生が大学に通うための奨学金への寄付を集めることです。そのため、受益者（この場合は、奨学生）にとって大きな影響を与える仕事をしているという認識を、彼らはもともと持っていました。ただ、彼らが奨学生と直接会う機会はありませんでした。そのため、グラントら研究者が介入して、彼らが奨学生に会う機会を設定しました。すると、一カ月後、彼らが電話で費やした時間と集めた寄付金は二倍以上になったそうです。

このように、グラントらの研究は、仕事の設計を変えることで、その人の他者のために何かをしたいという気持ちや行動に、働きかけることができるということを示しています。仕事の設計はメンタリング研究や支援に関連する研究でも、自発的な「他者のため」の行動を促す要因として近年注目が集まっている概念です（鈴木 2013、鈴木・麓 2009）。

6　実践のポイント

ある人にうまくメンタリングをさせることができれば，それがその人のいきいきにつながるはずです。しかし，「新人に対して指導や支援をしてあげてほしい」と会社や上司から直接伝えたとしても，その人が実際に行動に移すことは難しいかもしれません。

また，メンター制度を通して組織が強制的にメンタリングを行わせたところで，それはかえってメンターのいきいきを奪う可能性すらあります。支援行動に関する先行研究でも，支援行動を個人の自発性に委ねるのではなく，組織が個人に対して支援行動を強制することは，仕事上のストレスを高め，仕事と家庭との葛藤を生み，離職意思を高めるといったことが示されています（Dalal & Sheng, 2019）。

プロソーシャル・モチベーションの研究でも，個人が他者を助けることを余儀なくされていると感じた場合に，負担が大きくなったり，ストレスを感じたりすることで，業績が低下してしまうことが指摘されています（Bolino & Grant, 2016）。

人を助けるということは，どうしても時間とエネルギーを消費します（Bergeron et al., 2013）。他の人の仕事を手伝っていると，自分の仕事をする時間が足りなくなり，生産性が落ちてしまったりすることはよくあることです。特に，組織や職場から人を助けるという行動を強要された場合には，より負担を感じたり，それがストレスとなったりすることはイメージしやすいでしょう。そのため，支援行動は組織が強制的に行わせるのではなく，環境を整えることで，個人の意識や行動に間接的に働きかける工夫をすることが大切となります。

もう一つ、個人の側で工夫できることがあります。それは、時間管理のスキルをとらえ直してみるということです。先行研究では、「タイムマネジメントスキル」や「選択的に取り組むこと」の重要性が指摘されています（Bergeron et al., 2013; Bolino & Grant, 2016）。ただでさえ自分の業務で忙しいのに、さらに「人のため」の行動を取り入れるには、本来取り組むべき業務との調整や優先順位の工夫が欠かせません。短い時間で「人のため」になるよう、タイミングや方法を考える必要があります。

このような工夫を組織と個人の双方が行うことで、個人主体のメンタリングをうまく促し、それが結果的にその人のいきいきを高めることにつながると考えられます。

実践のポイントをまとめると、以下のようになります。

❶ メンタリング行動は組織が強制的に行わせるのではなく、環境を整えることで、個人の意識や行動に働きかける工夫をする。

❷ 「人のため」の行動をとり入れるために、本来取り組むべき業務との調整や優先順位の工夫といった、時間管理スキルをとらえ直す。

【文献】

Allen, T. D. (2003) Mentoring others: A dispositional and motivational approach. *Journal of Vocational Behavior*, **62**(1), 134–154.

Allen, T. D., Eby, L. T., Poteet, M. L., Lentz, E., & Lima, L. (2004) Career benefits associated with mentoring for protégés: A meta-analysis. *Journal of applied psychology*, **89**(1), 127.

Allen, T. D., Poteet, M. L., Russell, J. E., & Dobbins, G. H. (1997) A field study of factors related to supervisors' willingness to mentor others. *Journal of Vocational Behavior*, **50**(1), 1-22.

Aryee, S., Chay, Y. W., & Chew, J. (1996) The motivation to mentor among managerial employees: An interactionist approach. *Group & Organization Management*, **21**(3), 261-277.

Bear, S. E. & Hwang, A. (2015) Who mentors? Contextual prosocial motivation and willingness to be a mentor. *Human Resource Development International*, **18**(1), 58-75.

Bergeron, D. M., Shipp, A. J., Rosen, B., & Furst, S. A. (2013) Organizational citizenship behavior and career outcomes: The cost of being a good citizen. *Journal of Management*, **39**(4), 958-984.

Bolino, M. C. & Grant, A. M. (2016) The bright side of being prosocial at work, and the dark side, too: A review and agenda for research on other-oriented motives, behavior, and impact in organizations. *Academy of Management Annals*, **10**(1), 599-670.

Bozionelos, N., Bozionelos, G., Kostopoulos, K., & Polychroniou, P. (2011) How providing mentoring relates to career success and organizational commitment: A study in the general managerial population. *Career Development International*, **16**(5), 446-468.

Dalal, R. S. & Sheng, Z. (2019) When is helping behavior unhelpful? A conceptual analysis and research agenda. *Journal of Vocational Behavior*, **110**, 272-285.

Eby, L. T., McManus, S., Simon, S. A., & Russell, J. E. A. (2000) An examination of negative mentoring experiences from the protégé's perspective. *Journal of Vocational Behavior*, **57**(1), 42-61.

Fletcher, J. K. & Ragins, B. R. (2007) Stone center relational cultural theory: A window on relational mentoring. *The handbook of mentoring at work: Theory, research, and practice*, pp.373-399.

Gagné, M. & Deci, E. L. (2005) Self-determination theory and work motivation. *Journal of Organizational Behavior*, **26**(4), 331-362.

Ghosh, R. & Reio Jr, T. G. (2013) Career benefits associated with mentoring for mentors: A meta-analysis. *Journal of*

Vocational Behavior, **83**(1), 106-116.

Grant, A. M.（2007）Relational job design and the motivation to make a prosocial difference. *Academy of Management Review*, **32**(2), 393-417.

Grant, A. M., Campbell, E. M., Chen, G., Cottone, K., Lapedis, D., & Lee, K.（2007）. Impact and the art of motivation maintenance: The effects of contact with beneficiaries on persistence behavior. *Organizational Behavior and Human Decision Processes*, **103**(1), 53-67.

Kram, K. E.（1988）*Mentoring at work: Developmental relationships in organizational life*. Scott, Foresman.（渡辺直登・伊藤知子訳〈2003〉『メンタリング――仕事の中の発達支援関係』白桃書房）

Ragins, B. R. & Cotton, J. L.（1993）Gender and willingness to mentor in organizations. *Journal of management*, **19**(1), 97-111.

鈴木竜太（2013）『関わりあう職場のマネジメント』有斐閣

鈴木竜太・麓仁美（2009）「職場における仕事のあり方とメンタリング行動に関する実証研究」『神戸大学経営学研究科 Discussion paper, 2009』一－一三頁

column 4

部下に役立つ上司のフィードバック

——部下をいきいきさせる七つのポイント

【桃谷 裕子
大塚 泰正】

introduction

職場での目標達成を目指す上司にとって、部下へのフィードバックは不可欠です。しかし、このフィードバックを思うようにできないことはありませんか。本コラムでは、上司からのフィードバックを部下が活用できるようになるための有効な手段の一つとして、「職場のフィードバック環境」を紹介し、効果的なフィードバックを実践するためのポイントについて解説します。

1　フィードバックとフィードバック環境

そもそもフィードバックはなぜ必要なのでしょうか。地図に例えると、フィードバックは私たちに現在地を教えてくれます。私たちがその現在地から目的地までの距離を測り、今のやり方で目的地にたどり着けるのかを知るために、フィードバックは必要なのです。

職場では、仕事のパフォーマンス（業績や出来映え、仕事ぶり）に対する評価であるフィードバックを受け取ります（これを正確にはパフォーマンス・フィードバックと言いますが、本コラムではフィードバックという用語を用います）。上司からフィードバックを受け取ることで、部下は現在の成果や進捗状況（現在地）を知り、目標達成（目的地）に向けて自分の行動を修正し、適切な行動を取り続けることができるようになります。たとえば、上司からポジティブ・フィードバックを受け取ると、部下は自分の行動が支持されていると認識し、その行動を継続します。一方、ネガティブ・フィードバックを受け取ると、部下は自分の行動を抑制したり修正したりします。

しかし、上司は単にフィードバックを行えばよいのかというと、そうではありません。効果的なフィードバックは部下の目標達成に役立ちますが、そうでない場合は効果がないか、悪影響を及ぼすことさえあります。では、どうすれば効果的なフィードバックができるのでしょうか。

これまでの研究から、「職場のフィードバック環境」を良好にすると、上司からのフィードバックが高い効果を発揮することがわかっています。職場のフィードバック環境とは、「上司‐部下間で行われる日常的なフィードバックのプロセスを取り巻く文脈的側面」（Steelman et al., 2004）のことを言います。

フィードバックのプロセス（図4‐1）は、フィードバックの情報源・メッセージ・受け手の三要素から構成され（Ilgen et al., 1979）、フィードバック環境はこのフィードバックプロセスの文脈を指し、「情報源の信憑性」「フィードバックの質」「フィードバックの伝え方」「好ましいフィードバック」「好ましくないフィードバック」「情報源の対応可能性」「フィードバック探索の促進」の、七つの側面から成り立っています。職場で最も重要なフィードバックの情報源は上司です。フィードバック環境では、上司が提供するフィードバ

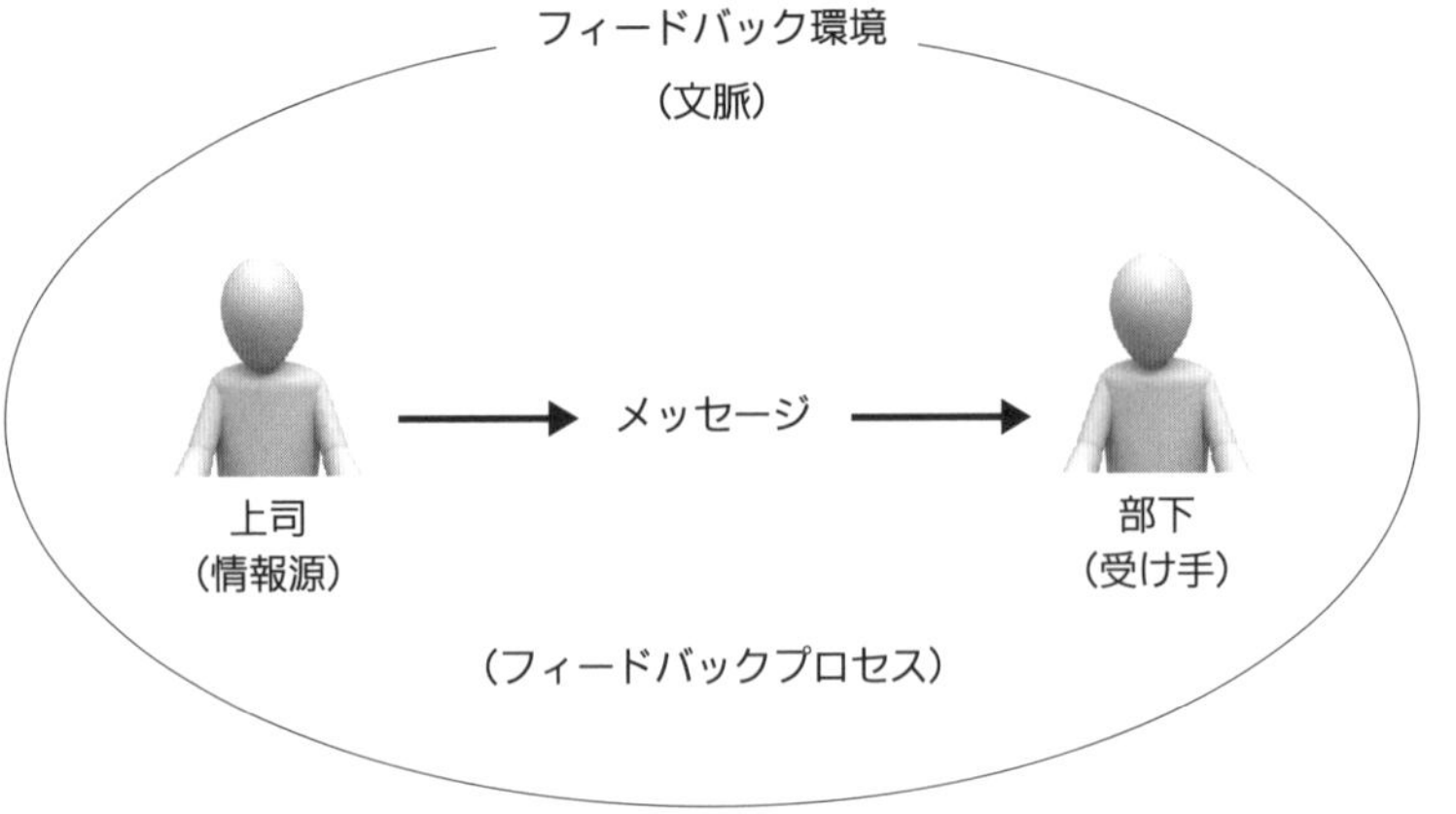

図 4－1　フィードバック環境とフィードバックプロセスの関係
（Steelman et al., 2004, Ilgen et al., 1979, Gregory & Levy, 2015 をもとに著者作成）

ックのうち、業績評価などのフォーマルなフィードバックではなく、日頃のインフォーマルなフィードバックを対象とします（Steelman et al., 2004）。

2　フィードバックの効果を高めるフィードバック環境の七つの側面

職場のフィードバック環境が良好かどうかは、以下に示すA～Gの七つの側面に対する部下の認知（感じ方）によって決まります。たとえば、七つの側面を部下が肯定的に認知すると、フィードバック環境は良好であると言えます。そのようなフィードバック環境では、上司からのフィードバックを部下が活用すると期待できるため、フィードバックは効果を発揮しやすくなります。

A　上司の信憑性

主に上司の専門性と信頼性からなります。専門性は、上司が部下の職務やパフォーマンスについて充分な専門知識を持っていると感じる度合いであり、信頼性は、正確な情報を提供すると上司を信じてもよい（上司は嘘をついていないだろう）と感じる度合いを言います。この両者を部下が高く認知するときに、上司の信憑性は高くなります。

B　フィードバックの質

フィードバックの一貫性と有益性を指します。質の低いフィードバックは、上司の気分や相手に対する好み・態度などによって変化しますが、質の高いフィードバックは、時間を経ても情報に一貫性があり、具体的で、業務の役に立ちます。

C　フィードバックの伝え方

上司のフィードバックの伝え方に、部下に対する配慮や思いやりを感じる度合いです。

D　好ましいフィードバック

称賛やほめ言葉などの、ポジティブ・フィードバックを受ける頻度を指します。好ましいフィードバックかどうかは、部下の好き嫌いで決まるのではなく、部下自身も自分の良いパフォーマンスに対してほめられていると納得できることが必要です。

E　好ましくないフィードバック

批判や不満などの、ネガティブ・フィードバックを受ける頻度を指します。好ましくないフィードバックも同様に、部下の好き嫌いで決まるのではなく、部下自身も自分の良くないパフォーマンスに対して批判されていると納得できることが必要です。当然、部下の人格を否定するような内容は含みません。

F　上司の対応可能性

上司からのフィードバックの得やすさを言います。

G　フィードバック探索の促進

上司がフィードバックを求めてよいと、部下に勧める度合いを指します。

これらの七つの側面を測定するには、「職場のフィードバック環境尺度日本語版（FES-J）」（Momotani & Otsuka, 2019）を用います（詳細は脚注[*1]をご参照ください）。

3　良好なフィードバック環境がもたらす効用

これまでの研究では、七つの側面がフィードバック環境として一つにまとめて検討されることが多く、良好なフィードバック環境が部下のパフォーマンスの向上や、離職意図の低下、メンタルヘルスの改善などの効用をもたらすことが示されてきました（図4-2）。これらの効用がどのようなメカニズムを通して得られるのかについても研究が進んでおり、主に以下のA〜Fに示す六点が明らかになっています。

＊1　末尾のURLから「職場のフィードバック環境尺度日本語版（FES-J）」の質問項目をダウンロードできます。日本企業の労働者を対象として信頼性と妥当性を確認しています［https://www.jstage.jst.go.jp/article/indhealth/57/3/57_2018-0019/_pdf/-char/en］。

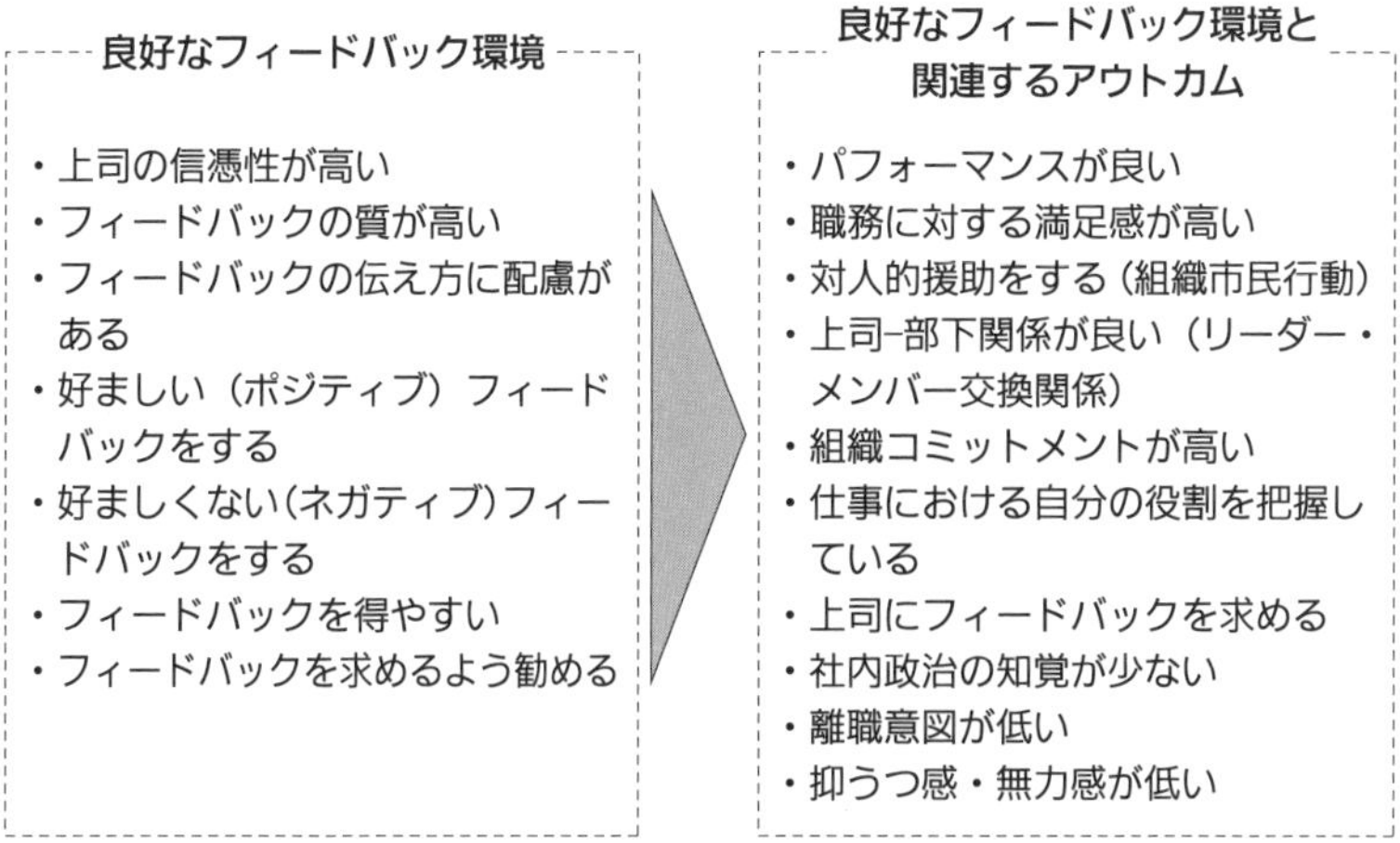
良好なフィードバック環境
・上司の信憑性が高い
・フィードバックの質が高い
・フィードバックの伝え方に配慮がある
・好ましい（ポジティブ）フィードバックをする
・好ましくない（ネガティブ）フィードバックをする
・フィードバックを得やすい
・フィードバックを求めるよう勧める
良好なフィードバック環境と関連するアウトカム
・パフォーマンスが良い
・職務に対する満足感が高い
・対人的援助をする（組織市民行動）
・上司‐部下関係が良い（リーダー・メンバー交換関係）
・組織コミットメントが高い
・仕事における自分の役割を把握している
・上司にフィードバックを求める
・社内政治の知覚が少ない
・離職意図が低い
・抑うつ感・無力感が低い

図4－2　良好なフィードバック環境とその関連するアウトカム

A　フィードバック環境が上司と部下の関係を良くし、職務満足感を高める

良好なフィードバック環境では、上司から目標達成に役立つフィードバックが提供されるため、部下は上司に対して好意的な気持ちを抱き、上司とより良い関係を築こうという気持ちになります。その結果、上司‐部下間に良質な関係（リーダー・メンバー交換関係）が築かれ、部下の職務への満足感が高まりました（Anseel & Lievens, 2007）。

B　フィードバック環境が組織コミットメントを高め、対人的援助を増やす

豊富なフィードバック環境のある組織では、部下の組織コミットメント（組織への関与）が高まり、同僚の仕事を手伝うなどの対人的援助（自分の役割外であっても組織にとって役立つと思うことを、自主的にする行動である組織市民行動の一つ）が見られました（Norris-Watts & Levy, 2004）。

C　フィードバック環境では，フィードバックを求め，役割が明確になり，パフォーマンスが高まる

良好なフィードバック環境では，上司からフィードバックを求めてよいと勧められるため，部下は安心してそれを求めます。フィードバックによって自分の役割が明確になると，部下は仕事に専念でき，それが期待された成果を出すことにつながり，結果として年次の評価面談で高評価を得ました（Whitaker et al., 2007）。

D　フィードバック環境が社内政治の知覚を減らし，パフォーマンスや組織市民行動を向上させる

良好なフィードバック環境では，日頃から上司とパフォーマンスについてコミュニケーションが取れるため，部下は社内政治の知覚が減り，それが職務満足感と組織コミットメントを高め，その結果，パフォーマンスが上がり，組織市民行動が増えました（Rosen et al., 2006）。

E　フィードバック環境がストレッサーを減らし，バーンアウトを減らす

ストレッサーの一つである役割のあいまいさを過度に感じていると，自分が何を行うべきで，誰に責任があるのかを解明するために疲弊し，バーンアウトを引き起こしやすくなります。良好なフィードバック環境では，フィードバックによって自分の役割が明確になるため，ストレッサーが減り，バーンアウトも減りました（Peng & Chiu, 2010）。

F　フィードバック環境が無力感を減らし，抑うつ感と離職意図を低下させる

目標達成方法に関する正確な情報がなく，頑張ってもうまくいかない状況が長引くと，無力感を生じやすくなります。良好なフィードバック環境では，目標達成に有益なフィードバックが得られるため，自分で目標を達成できるという自信が高まり，無力感が減り，抑うつ感と離職意図の低下につながりました（Sparr & Sonnentag, 2008）。

4　実践のポイント

ここまでの内容を踏まえて、フィードバックの効果を高め、部下をいきいきさせる七つのポイントを示します。

（1）上司の信憑性を高める

フィードバックが効果を発揮するには、何を言うかもさることながら、誰に言われるかが重要です。そこで、上司に必要なことは、部下からの上司に対する高い信憑性（専門性と信頼性）を確保していくことです。専門性を高めるためには、豊富な専門知識を持ち、能力を高め、実績を出すことが一つの方法となるでしょう。信頼性を高めるためには、部下の評価を公正に行い、日頃から部下をサポートすることが役立つと思います。

また、効果的なフィードバックを提供するには、ふだんから部下のパフォーマンスを充分に観察する必要があります。逆に言えば、効果的なフィードバックができるということは、ふだんから部下をよく見ている証拠であり、信頼関係を深めることにつながります。部下との良好な関係は、部下の職務満足感、さらにはパフォーマンスの向上にもつながります。

（2）フィードバックの質を高める

上司の信憑性を高く感じている部下は、その上司からのフィードバックを建設的で情報的価値が高いと判断し、受け入れて活用します。つまり、フィードバックの質を高めるには、上司の信憑性を高めることが不可欠と言えます。

また、フィードバックの質を高める方法として、パフォーマンスの明確な評価基準や、自分のパフォーマンスが組織の成果とどのように関連づいているかに関する情報を盛り込むことが挙げられており、このようなフィードバックは部下に受け入れられやすいことが指摘されています（Gregory et al., 2015）。

（3）フィードバックの伝え方に配慮する

論理的に話をすることは、相手にわかりやすく伝え、理解を促し説得するのに有効です。しかし、人は情と理を持ち合わせています。理屈のうえでは理解できても、気持ちのうえでは納得できないということが起こります。フィードバックをするときは、単にメッセージを伝えるのではなく、部下を尊重し、部下の話もきちんと聞くことが大切です（傾聴）。その際、部下の立場に立って、部下の気持ちを理解するように聞きます（共感）。こうすることで、部下は上司に対して安心と信頼を抱き、聞く耳を持つようになるでしょう。一緒に考える姿勢を示すことも効果的です。

フィードバックをするときに上司が部下の気持ちに配慮を示すと、部下はその場の雰囲気を良いと感じ、フィードバックを有益なものととらえて、受け入れ、活用する可能性が高まります。特に、対面でのコミュニケーションでは、言語だけでなく、表情・声のトーン・態度・動作などの非言語のメッセージも伝わりますので、これらに気を配ることも忘れないようにしましょう。

（4）好ましいフィードバックをする（良いところをほめる）

部下の良いパフォーマンスに対して好ましい（ポジティブ）フィードバックを行うと、部下は自分の役割が明確になり、職務満足感やパフォーマンスが高まります。しかし、部下のパフォーマンスが悪くても、同じように好ましいフィードバックをしてしまうと、部下は自分の役割がわからなくなり、職務満足感が低下するという逆効果が生じます。好ましいフィードバックは、やみくもに与えるのではなく、「良いところをほめる」ようにします。その際、「自分が良いパフォーマンスをしているからほめられている」と、部下が納得できることが重要です。

（5）好ましくないフィードバックをする（ダメなところをダメと指摘する）

好ましくない（ネガティブ）フィードバックは、部下の良くないパフォーマンスに対して行うと、部下の役割が明確になるという効果があります。しかし、好ましくないフィードバックを良いパフォーマンスに対して行うと、部下は自分の役割がわからなくなり、職務満足感もパフォーマンスも低下します。つまり、部下のパフォーマンスが良くない場合には、「ネガティブな」フィードバックを行うことが必要なのです。平たく言えば、「ダメなところをダメと指摘する」ことです。そして、それが建設的に受け取られ効果を発揮するには、「自分のパフォーマンスが良くないから、ダメと指摘されている」と、部下が納得できなければなりません。

また、ネガティブ・フィードバックに効果を持たせる方法として、上司の信憑性、フィードバックの質、フィードバックの伝え方の三つの側面を良好にすると、部下の仕事への動機づけが高まることがわかっています（Steelman & Rutkowski, 2004）。その際の「ネガティブ」とは、たとえ否定的な言葉であっても、問題点を指摘して部下の行動改善につなげることを促す、という建設的な意味合いを含みます。

ネガティブ・フィードバックをするときは、上司もつい感情的になってしまうかもしれません。そうなると、効果的なフィードバックとはならないことが多いです。一呼吸置いて、気持ちを落ち着かせてから臨むようにしましょう。怒りに任せて個人を批判しないことも重要です。

（6）上司の対応可能性を高める（フィードバックを得やすくする）

多くの組織では、フォーマルな評価面談が年一回程度と限られています。そのため、部下にとっては、年間目標を達成するうえで、日頃の上司とのコミュニケーションを通して得られるインフォーマルなフィードバックが重要になります。

インフォーマルなフィードバックは、日常的に頻繁に行い、それを継続することが大切です。そして、フィードバックが必要だと感じたら、できるだけ速やかに伝えましょう。もし仕事上の行き詰まりに悩み、どことなく元気のない部下に気づいたら、速やかに声をかけ、話を聞いて相談に乗ります。打開の糸口を見つけて仕事への自信を回復させたり、メンタルヘルス不調者や離職者を減らすことにもつながるでしょう。

また、常に上司とコミュニケーションが取れることで、部下は社内政治の影響を受けることが減り、パフォーマンスを向上させることに集中できるようになります。日頃から、パフォーマンスについてオープンなコミュニケーションが取りやすい雰囲気づくりをし、安心してフィードバックが行えるようにしておくとよいでしょう。

(7) フィードバック探索を促進する (フィードバックを求めるよう勧める)

フィードバックが必要なときはいつでも求めてよいと、部下に勧めましょう。上司から勧められると、部下は求めやすくなります。また、フィードバックをする際に、その根拠や意味、さらにフィードバックの活かし方について説明する時間を作る意思があることも、伝えるとよいでしょう。

忙しい業務のなかで、フィードバックすることを負担に思われるかもしれません。しかし、部下がフィードバックを求めるときは一番知りたいこと（本人にとって重要な情報）を聞きますので、こちらが言うことを受け入れやすく、上司にとってはフィードバックの絶好のチャンスです。このタイミングを逃さずにきちんと対応しましょう。部下はタイムリーに最も必要な情報を得られて満足し、さらにフィードバックを求めるようになるでしょう。

適切なフィードバックによって部下が自分は何をすべきかを理解することは、部下のパフォーマンス向上につながるだけでなく、ストレス対策にもなります。上司にとっては部下の問題を事前に発見でき、予期せぬミスやトラブルに直面することが減るメリットがあります。

実践のポイントを、以下にまとめます。

❶ 上司の信憑性を高める。
❷ フィードバックの質を高める。
❸ フィードバックの伝え方に配慮する。
❹ 好ましいフィードバックをする（良いところをほめる）。
❺ 好ましくないフィードバックをする（ダメなところをダメと指摘する）。
❻ 上司の対応可能性を高める（フィードバックを得やすくする）。
❼ フィードバック探索を促進する（フィードバックを求めるよう勧める）。

5　おわりに

本コラムでは、上司からのフィードバックの効果を高め、部下をいきいきさせるための一法として、「職場のフィードバック環境」を紹介しました。七つの側面は個別でありながら、相互に関連し合っています。好ましくないフィードバックも他の六つの側面と同様に、部下が上司に求め、またそれを仕事への意欲につなげていることがわかっています。これらの七つの側面はバランスよく保つことで効果が高まりますので、苦手な側面があれば高めるように取り組んでみてはいかがでしょうか。

【文献】

Anseel, F. & Lievens, F. (2007) The long-term impact of the feedback environment on job satisfaction: A field study in a Belgian context. *Applied Psychology: An International Review*, **56**(2), 254–266.

Gregory, J. B. & Levy, P. E. (2015) *Fundamentals of consulting psychology book series. Using feedback in organizational consulting*. American Psychological Association.

Ilgen, D. R., Fisher, C. D., & Taylor, M. S. (1979) Consequences of individual feedback on behavior in organizations. *Journal of Applied Psychology*, **64**(4), 349–371.

Momotani, H. & Otsuka, Y. (2019) Reliability and validity of the Japanese version of the Feedback Environment Scale (FES-J) for workers. *Industrial Health*, **57**(3), 326–341.

Norris-Watts C. & Levy P. E. (2004) The mediating role of affective commitment in the relation of the feedback environment to work outcomes. *Journal of Vocational Behavior*, **65**(3), 351–365.

Peng, J. C. & Chiu, S. F. (2010) An integrative model linking feedback environment and organizational citizenship behavior. *The Journal of Social Psychology*, **150**(6), 582–607.

Rosen, C. C., Levy, P. E., & Hall, R. J. (2006) Placing perceptions of politics in the context of the feedback environment, employee attitudes, and job performance. *Journal of Applied Psychology*, **91**(1), 211–220.

Sparr J. L. & Sonnentag, S. (2008) Feedback environment and well-being at work: The mediating role of personal control and feelings of helplessness. *European Journal of Work and Organizational Psychology*, **17**(3), 388–412.

Steelman, L. A., Levy, P. E., & Snell, A. F. (2004) The Feedback Environment Scale: Construct definition, measurement, and validation. *Educational and Psychological Measurement*, **64**(1), 165–184.

Steelman, L. A. & Rutkowski, K. A. (2004) Moderators of employee reactions to negative feedback. *Journal of Managerial Psychology*, **19**(1), 6–18.

Whitaker, B. G., Dahling, J. J., & Levy, P. E. (2007) The development of a feedback environment and role clarity model of job performance. *Journal of Management*, **33**(4), 570–591.

column 5

クリエイティビティを高める組織風土とは

【稲水 伸行】

introduction

近年、「新しいアイディアを生み出すこと＝クリエイティビティ」に注目が集まっています。そこで本コラムでは、クリエイティビティを高める組織風土とはどのようなものかを考えます。特に、最近の研究事例を交えながら、そのような組織風土をどのように測定し、そこからどのような実践への示唆が得られているのかを紹介します。

1　はじめに――クリエイティビティに関心が集まる背景

まず、クリエイティビティの定義について確認しておきましょう。イリノイ大学のオールダム教授らは、「組織にとって新規で、潜在的には有用な製品、実践、サービスまたは手順に関するアイディアを開発すること」（Oldham & Cummings, 1996）と定義しています。

ここでのポイントは二つあります。一つ目は、イノベーション（革新）とは少し異なる概念ということです。クリエイティビティはアイディアを生み出すことであり、実際に製品が上市されて売上・利益を上げるまでをとらえる、イノベーションの最初の重要なステップという位置づけになるのです。

このようなクリエイティビティへの関心が高まっているのは、なぜでしょうか。私見にすぎませんが、背景の一つとしてIT産業の発展が挙げられるでしょう。IT産業では、新しいアイディアがあればすぐに製品化して、リリース後にバグがあれば修正するようなビジネスモデルがよく取られます。アイディアを製品・サービス化する後工程が重要だった従来型産業のビジネスモデルと比べると、ビジネスにおけるアイディア創造の重要度が高まっていると言えるわけです。それゆえ、組織メンバーのクリエイティビティを高めることが、企業の盛衰を決めるとまで考えられるようになってきたのでしょう。

クリエイティビティの定義に関わる二つ目のポイントは、クリエイティビティは、いわゆるクリエイティブ産業やクリエイティブな職種のみの問題ではないという点です。先にIT産業とクリエイティビティについて指摘しましたが、業界や職種を限定しない定義に見られるように、実はありとあらゆる産業・職種、さらに言えばありとあらゆる組織階層でクリエイティブなアイディアは生み出されるものであり、クリエイティビティはそれくらい私たちにとって身近な課題だということでもあるのです。

2　クリエイティブな人のパーソナリティとは

さて、「クリエイティブな人」と言われたとき、どのようなタイプの人を思い浮かべるでしょうか。「少し変人でとっつきにくい」とか、逆に「ユーモアにあふれていて面白い」とかをイメージするかもしれません。実は、クリエイティブな人の持つパーソナリティを測る尺度が、いくつか開発されています。たとえば、カリフォルニア大学バークレー校のゴフ教授によって開発されたCreative Personality Scale（CPS）があります（Gough, 1979）。これは三十個の形容詞について、自分をよく表現しているものに丸をつけていくことで計測するのですが、いくつか例を挙げてみましょう。

①有能（Capable）
②知的（Intelligent）
③利口（Clever）
④関心の幅が広い（Wide interests）
⑤自信家（Confident）
⑥創意工夫に富んでいる（Inventive）
⑦自分勝手（Egotistical）
⑧独創的（Original）
⑨ユーモアがある（Humorous）
⑩思慮深い（Reflective）
⑪個人主義的（Individualistic）
⑫問題に対応する力がある（Resourceful）

⑬ 自分に自信がある（Self-confident）
⑭ 形式にこだわらない（Informal）
⑮ 洞察力がある（Insightful）
⑯ 常識にとらわれない（Unconventional）

以上の十六個のうち、皆さんは何個ぐらいに丸をつけたでしょうか。ＣＰＳによれば、丸の数が多いほどクリエイティブなパーソナリティの持ち主ということになります[*1]。

ところで、クリエイティブなパーソナリティを持つ人でなくては、職場でクリエイティビティを発揮できないのでしょうか。仮にそうならば、ＣＰＳのスコアの低い人に救いはないのですが、幸いなことに必ずしもそうではありません。組織風土次第では、ＣＰＳのスコアの低い人のクリエイティビティを高めることも可能ですし、逆にＣＰＳのスコアが高い人がクリエイティビティを発揮できなくなってしまうこともあり得ます。そこで次に、組織風土の話に移ることにしましょう。

3　クリエイティビティを高める組織風土とは

クリエイティビティを高める組織風土について、実はハーバード・ビジネス・スクールのアマビール教授

＊1　実際のＣＰＳでは、丸をつけない（＝自分に当てはまらない）としたほうがクリエイティブ、という形容詞も含まれているのですが、ここでは丸をつける（＝自分に当てはまる）とクリエイティブというものだけをピックアップしています。

が、KEYSと呼ばれる尺度を開発しています（Amabile et al., 1996）[*2]。それはどのようなものなのでしょうか、以下で見ていくことにしましょう。

KEYS尺度は図5-1のような構成となっています。まず、組織が新しいアイディアを奨励しているかどうかを評価します。具体的には、組織全体（経営トップ）、上司、仕事グループの三つの次元から評価するのですが、たとえば次のとおりです。

①組織的奨励――アイディアに対して公平で建設的な評価をしたり、創造的な仕事に対して褒賞を与えて承認をしたり、組織のビジョンを共有したりすることを通じて、クリエイティビティを奨励する組織文化。

②上司による奨励――良い仕事モデルとなり、適切な目標設定をしてくれ、仕事グループを信頼して支援してくれ、一人一人の貢献をきちんと評価してくれるような上司。

③仕事グループからの支援――多様なスキルを持ったメンバーが集い、互いにオープンにアイディアをやり取りし、信頼して助け合い、仕事に対して高くコミットしているグループ。

このような、新しいアイディアを促し、受け入れるような土壌があったうえで、ある程度の裁量を持って仕事ができることが望まれます。それが、以下の「自由」と「十分な資源」の次元になります。

＊2　詳細については、Center for Creative Leadership［https://www.ccl.org/］を参照ください。

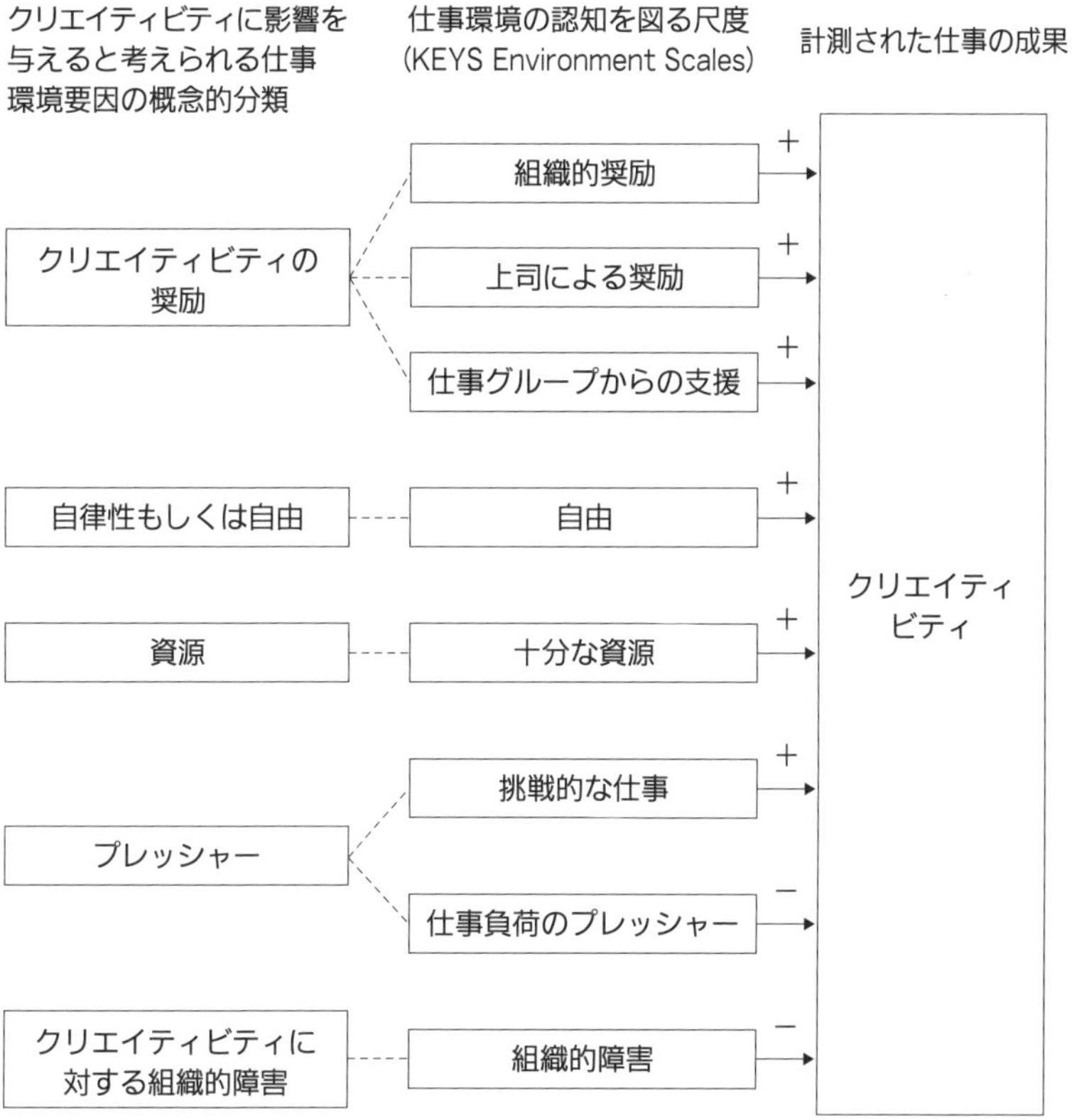

図5-1　クリエイティビティを高める組織風土を測るKEYS尺度の構成
（Amabile et al., 1996, Figure 1をもとに著者作成）

④自由――自分の仕事やアイディアについて当事者意識があり，コントロールできているという感覚を持つこと。

⑤十分な資源――プロジェクトに対して資源が適切に配分されていること。

さらに，ある種のプレッシャーが適度にあることは，クリエイティビティを促すことがわかっています。その一方で，過度なプレッシャーは新しいアイディアを生み出すどころか，逆効果になってしまうことも指摘されています。このことを見る次元が，「挑戦的な仕事」と「仕事負荷のプレッシャー」です。

⑥挑戦的な仕事――良い意味でのプレッシャー。プレッシャーを受けていても，それが逆に，重要で緊急のプロジェクトに伴う必要なものという認識があれば，チャレンジングな仕事に取り組んでいるという認識が育まれ，内発的モチベーション，ひいてはクリエイティビティにつながる。

⑦仕事負荷のプレッシャー――悪い意味でのプレッシャー。過度のプレッシャーを感じると，自由な発想が邪魔されてしまう。また，組織や上司が仕事をさせようとプレッシャーをかけている，と部下の側が認識してしまうと，その部下は新しい発想で仕事をしようという気も起きなくなる。

最後に，このKEYS尺度の面白いところは，「組織的障害」というクリエイティビティを阻む組織風土も考慮に入れている点です。

⑧組織的障害――組織内の対立や保守主義的な組織、厳格で形式的な組織構造などによって、クリエイティビティが阻害されてしまう組織文化。

このKEYS尺度ですが、十年近くもかけて一万二千名を超えるサンプルが集められ、信頼性が確認されています。そして、妥当性を確認するために、High-Tech Electronics international社（仮称）内のプロジェクトを対象に調査が実施され、各プロジェクトのクリエイティビティとKEYSのスコアが測定された結果、概ねKEYSの各次元とプロジェクトのクリエイティビティには関係があったことが確認されています（Amabile et al., 1996）[*3]。

4　クリエイティビティを高める組織風土は人によって異なるのか

これまで、クリエイティブな人のパーソナリティと、クリエイティビティを高める組織風土の二つについて見てきました。ここで、パーソナリティと組織風土はどのような関係にあるのか、気になってくると思います。また、欧米で言われていることと日本では、違いがあるのではないかと思う人もいるかもしれません。そこで、筆者が三井デザインテック株式会社と共同で実施した、日本のビジネスパーソン約三千名を対象とした調査の結果を交えて、これらの点について考えていきましょう。

＊3　ただし、この論文では、資源、プレッシャー、自由／自律性は、あまり顕著な役割を果たさなかったと指摘されています。

二〇一七年二月にインターネット調査会社を通じて調査を実施しました。なるべく幅広い年齢層と職種の人に回答いただくように、年齢と職種をもとにデータ数を割り付けて実施し、二千九百三十八名の回答が得られました。この調査で測定されたのは、先ほど出てきたCPSとKEYS、それにクリエイティビティです。

CPSは前掲と同じものを、KEYSは一部項目を抜粋し、調査対象に合わせる形で文言を調整したうえで使用しました。具体的には次のとおりです。

A　組織的奨励

- 私の職場では、新しいアイディアが奨励されている。
- 私の職場では、リスクを恐れないことが奨励されている。
- 私の職場では、創造的な仕事をすることを、トップ経営陣が期待している。
- 私の職場の人たちは、躊躇することなく、斬新なアイディアを表現することができる。
- 私の職場では、パフォーマンスの評価が公正だ。
- 私の職場では、創造的な仕事をする人が、認められる。
- 私の職場では、どこを目指して進むのか、何をしようとしているのかという、共通のビジョンを持っている。

B　上司による奨励

- 自分の上司は、自分の目指すべき目標を明確に定めてくれる。

●自分の上司は、グループへの信頼を示してくれる。
●自分の上司は、業務に対する個人の貢献を高く評価してくれる。
●自分の上司は、新しいアイディアに対してオープンだ。
●自分の上司は、組織のなかで仕事のしやすい環境を整えてくれる。
●自分の上司は、自分の仕事について、建設的なフィードバックをくれる。

C　仕事グループからの支援

●自分とよく一緒に働いている人たちとの間には、信頼関係がある。
●自分とよく一緒に働いている人たちは、お互いに進んで助け合っている。
●自分とよく一緒に働いている人たちは、スキルの組み合わせが良い。
●自分とよく一緒に働いている人たちは、仕事に打ち込んでいる。
●自分とよく一緒に働いている人たちは、自由でオープンに意思疎通している。

D　自由

●自分の担当する業務をどのように運営するか、自分で決める自由がある。
●自分の仕事のやり方を決めるうえで、誰かの指定に合わせるというプレッシャーがほとんどない。
●日常の職場環境で、自分の仕事やアイディアをコントロールしている実感がある。

E　十分な資源

●概して、自分の仕事に必要なリソースは手に入る。
●概して、自分の業務に割り当てられる予算は適切だ。

F　挑戦的な仕事

- 自分には、重要な業務を進めているという実感がある。
- 自分が仕事を成功させることを、組織は強く必要としている。
- 今している自分の仕事は、挑戦し甲斐があると感じている。

G　仕事負荷のプレッシャー

- 短時間で多すぎる仕事をしなければならない。
- 私の職場では、期待される達成目標に無理がある。
- 自分の仕事は、時間的なプレッシャーがある。

H　組織的障害

- 私の職場では、自分の縄張りを守ろうという意識が高い。
- 私の職場では、他の領域の人たちから業務への妨害がある。
- 私の職場では、自分の仕事に対するネガティブな批判を気にしている。
- 私の職場では、トップ経営陣がリスクを負うことを恐れている。
- 私の職場では、業務上の手続きと仕組みが柔軟ではない。

クリエイティビティは次の四項目で測られました。

- 新しい画期的なアイディアがよくひらめく。

- さまざまな問題に対して独創的な解決策をよく思いつく。
- 新しい仕事のやり方がよく思い浮かぶ。
- チャンスがあれば創造性を発揮している。

紙幅の都合上、詳細な分析方法と結果を書くことはできませんが、ここでは最も単純な分析結果についてのみ紹介しましょう。

まず、パーソナリティ変数であるCPSをもとに、データを四つの群に分けました。CPSの①低い群、②やや低い群、③やや高い群、④高い群の四つです。次に、KEYSの各次元のスコアをもとに、データを四つの群に分けました。これも先ほどと同様に、①低い群、②やや低い群、③やや高い群、④高い群の四つです。この二つをクロスさせると、CPSの四群とKEYS（の各次元）の四群の計十六群ができるのですが、この各群についてクリエイティビティの平均値をプロットしてみました。この分析結果をわかりやすく模式図化したものが、図5-2です。*4

図5-2で最初に目につくのが、CPSが高い人ほど、クリエイティビティが高いと回答している傾向があるということです。そして、CPSが高い人について見ると、KEYSの各次元が低い段階（低い〜やや低い）では、KEYSの各次元が多少増加したとしても、クリエイティビティに大きな変化は見られません。しかし、KEYSの各次元が高い段階（やや高い〜高い）になると、KEYSの各次元が増加すると、

*4　詳細な分析結果に関心のある方は、筆者までお問い合わせください。

クリエイティビティが大きく増加しています。

一方、ＣＰＳが低い人について見ると、ＫＥＹＳの各次元が低い段階（低い～やや低い）では、ＫＥＹＳの各次元が増加すると、クリエイティビティが大きく増加します。しかし、ＫＥＹＳの各次元が高い段階（やや高い～高い）では、ＫＥＹＳの各次元が多少増加したとしても、クリエイティビティの程度に大きな変化はありません。それどころか、むしろ減少する傾向すら観察されるようです。

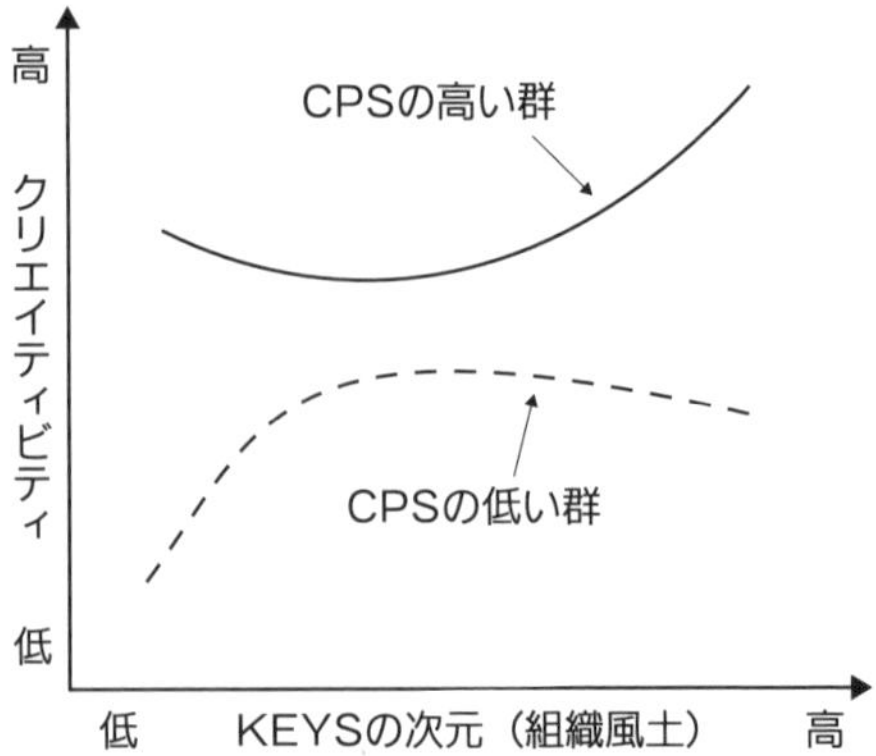

図５－２　クリエイティビティとCPS，KEYSの関係

このように、ＣＰＳの高低によって、組織風土ＫＥＹＳの与える影響が変わってくることが示唆されました。今回紹介した結果はあくまで質問紙調査の結果であり、そこからどのような因果メカニズムが働いているのかを探ることは難しいのですが、次のように解釈できるのではないでしょうか。

ＣＰＳの高い人は、ややクセのある人（常識にとらわれず自分勝手など）ですが、もともとクリエイティブな発想を出せる人でもあります。こうした人に上司や周りが新しいアイディアを出すように少しばかり促したところで、無視をしてしまうことでしょう。そういった人を動かすぐらい徹底的なことをすると、はじめて耳を傾け始めるのではないでしょうか。このように、組織や周囲からの影響に対する感度が違うと考えることができるかもしれません。事実、ある研究では、ＣＰＳの高い人は、やりがいのあるような職務とそれを促すような上司がワンセットで揃っていなければ，高いクリエイティビティを発揮できないということが報告されています（Oldham & Cummings, 1996）。

一方，CPSの低い人は，もともと協調性は高い（自分勝手で個人主義的では〝ない〟）のですが，クリエイティブな発想をするのは苦手（独創的で洞察力があると思って〝いない〟）だと言えます。そこで，上司や周りが新しいアイディアを出すように少し促すと，協調性もあるので感度良く反応し，頑張ってアイディア出しをするようになることでしょう。ただ，過度な奨励がかえって悪い意味でのプレッシャーになってしまうかもしれません。もともと苦手なことに対して過度に期待されるのは辛いし，息苦しいことだと考えられます。そのため，過度の期待の裏返しで，クリエイティビティを発揮できないと感じてしまうのかもしれないのです。

5　実践にあたってのポイント

(1) クリエイティブなパーソナリティを知る

クリエイティビティの高い職場を目指すうえで，まずは自分や他のメンバーのパーソナリティをある程度把握する必要があります。たとえば，CPSを使ってチェックしてみましょう。ここで注意すべきなのは，CPSはあくまで，クリエイティブな仕事に向いているかどうかを見るものだということです。クリエイティビティはあくまでアイディアの開発であり，生まれたアイディアを製品化し，さらにそれを売っていく段階では，別のタイプの人が必要となるかもしれない点には留意しましょう。

(2) 自分が働く組織の風土を知る

次に自分が働く組織がどのような状態にあるのか、アマビール教授らのKEYS尺度の八つのポイントに沿ってチェックしてみましょう。できれば同じことを、職場の他のメンバーにもやってもらいましょう。チェックしたポイントは、お互い共通したものとなっているでしょうか、それとも異なっているでしょうか。共通点・相違点を議論することは、組織風土を理解するためにも重要なステップになります。

(3) クリエイティビティの高まる組織風土にするにはどうすればよいかを考える

組織風土の現状を把握できたら、次に八つのポイントのうち、良い点と改善の必要な点はどこか考えてみましょう。特に、自分や他のメンバーのパーソナリティを考慮しながら、「ちょうど良い」組織風土とは何か考えてみましょう。

このように、自分の働いている職場・会社の風土が見えてくると、いきいきとしたアイディアが生まれる職場・会社にするにはどうすればいいのかが、考えやすくなると思います。

実践のポイントを以下にまとめます。

❶ クリエイティブなパーソナリティを知る。
❷ 自分が働く組織の風土を知る。
❸ クリエイティビティの高まる組織風土にするにはどうすればよいかを考える。

6 まとめ

本コラムでは、クリエイティビティを高める組織風土について、特にパーソナリティとの関係に着目しながら見てきました。IT系企業のように、クリエイティブな人材（CPSの高い人）を採用し、最大限魅力的な組織風土を作り上げるのもひとつの手です（たとえば、Schmidt et al., 2014）。しかし、多くの企業では、CPSの高い人と低い人が混在するチームや組織となっているのではないでしょうか。この場合、人によって打つ施策を変える必要が出てくるかもしれません。ただ、横並びの強い会社では、人材を選別して施策を打つのは難しいかもしれません。そう考えると、クリエイティビティのマネジメントはなかなか難しい問題だと言えるでしょう。

【謝辞】
本コラムの執筆にあたり、三井デザインテック株式会社には、調査企画から分析のまとめに至るまで大変お世話になりました。ここに感謝の意を記します。

【文献】

Amabile, T. M., Conti, R., Coon, H., Lazenby, J., & Herron, M.（1996）Assessing the work environment for creativity. *Academy of Management Journal*, **39**(5), 1154–1184.

Gough, H. G.（1979）A creative personality scale for the Adjective Check List. *Journal of Personality and Social Psychology*, **37**(8), 1398–1405.

稲水伸行（2018）「クリエイティビティを育む職場デザイン――個人特性と職場特性の交互作用効果の検討」『組織学会大会論文集』七巻１号、一-六頁

Oldham, G. R. & Cummings, A.（1996）Employee creativity: Personal and contextual factors at work. *Academy of Management Journal*, **39**(3), 607–634.

Schmidt, E., Rosenberg, J., & Eagle, A.（2014）*How google works*. Grand Central Publishing.（土方奈美訳〈2014〉『How Google works――私たちの働き方とマネジメント』日本経済新聞出版社）

column 6

組織の多様性、「組織文化」からオフィスを考える

【山田 雄介】

introduction

「うちの会社では……」という言葉を発したり、または聞いたりしたことはないでしょうか。和やかだったり、活動的だったり、慎重であったりなど人に個性や性格があるように、組織にもこのような個性や性格があるのではないでしょうか。まさに、「組織文化」という考え方があります。組織文化は組織の個性を表し、従業員の「行動」に大きく影響を与えています。この「行動」の背後にある組織文化には、さまざまなタイプがあります。本コラムではこの組織文化の視点から、働く環境であるオフィスについて考えてみます。組織文化とは何か、日本の企業の組織文化の調査分析、そして組織文化の側面から求められるオフィス空間のポイントをご紹介します。

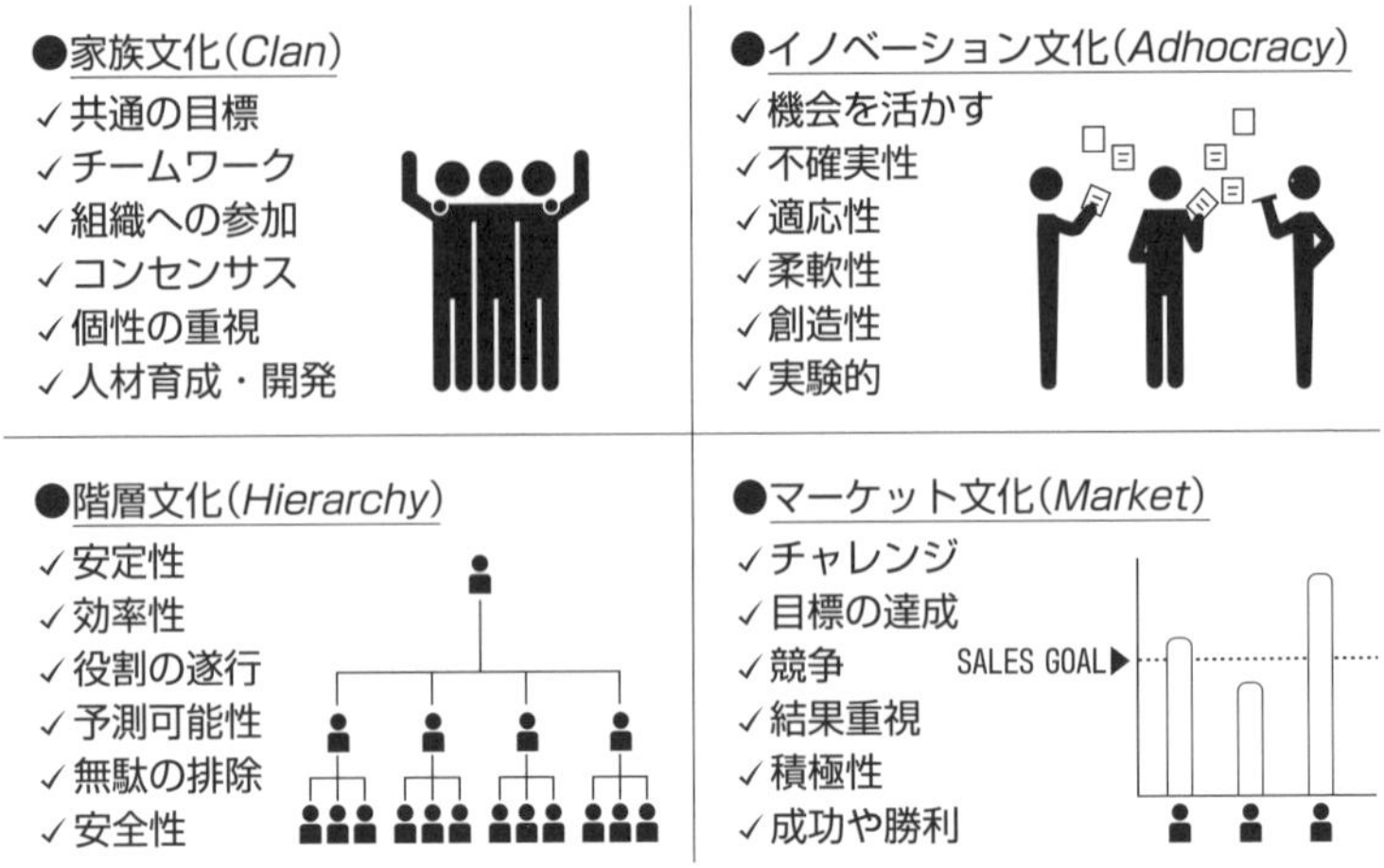

図6－1　組織の価値観や行動傾向を表す四つの「組織文化」

1　組織の性格である「組織文化」とは
——四つの文化と各傾向

組織文化とは、経営組織において構成員の間で共有されている行動原理や思考様式のことです。簡単に言いますと、組織内において業務を遂行する際に重要視する価値観や行動の傾向のことで、その組織が何かを判断する際にベースとなるコアバリューを明確にしたものでもあります。この組織文化は、以下の四つの特徴を持った文化に分類されます（図6-1参照）。

①家族文化（Clan）——和気あいあいとしたなかで互いを尊重しながら、チームワークを維持していく。

②階層文化（Hierarchy）——秩序を重んじたなかで堅実に取り組みながら、安定した連続性を維持していく。

③イノベーション文化（Adhocracy）——開放的な

雰囲気のなかで、チャンスを求めて変化に対応していく。
④マーケット文化（Market）――競争意識を持ちながら、目標に向かってスピーディに突き進んでいく。

2　日本企業の組織文化――四つの組織文化の割合（現在と理想）

この組織文化は、「組織文化診断[*1]」を通して分析することができます。分析では、自分たちの組織が現在どの文化傾向が強いか、そして将来（理想）はどんな組織を目指したいのかを知ることができます。今回、日本の企業約百七十社の調査[*2]をもとに、組織文化を分析してみました。

まずは、現在の組織文化の結果についてご紹介します。最も多かったのは階層文化が突出していた「階層型」で、全体の三五％を占めていました。次に、「家族型」二八％、「マーケット型」二二％と続き、「イノベーション型」が一番少なく三％という結果です。また、四つの文化のどれかに突出しておらず、ほぼ均等に持っている企業群を新たに「バランス型」としました。そのバランス型の割合は一二％になります。

一方で、将来目指したい理想の文化は、「家族型」が最も多くなり三六％でした。割合は少ないものの「イノベーション型」は現在の二倍以上に増えています。一方、減少したのは「階層型」と「マーケット型」で、特に「階層型」は現在の三分の一ほどに縮小しています。「バランス型」が増えていることから、多くの企業

＊1　アンケート形式による診断ツール。現在、将来の組織文化について可視化し、組織内で共通認識を得ることができ、将来の行動変革も視野に入れた診断手法である。
＊2　二〇一五年に行った「組織文化診断」調査では、二百五十社に対して実施し、百七十二社から回答を得た。

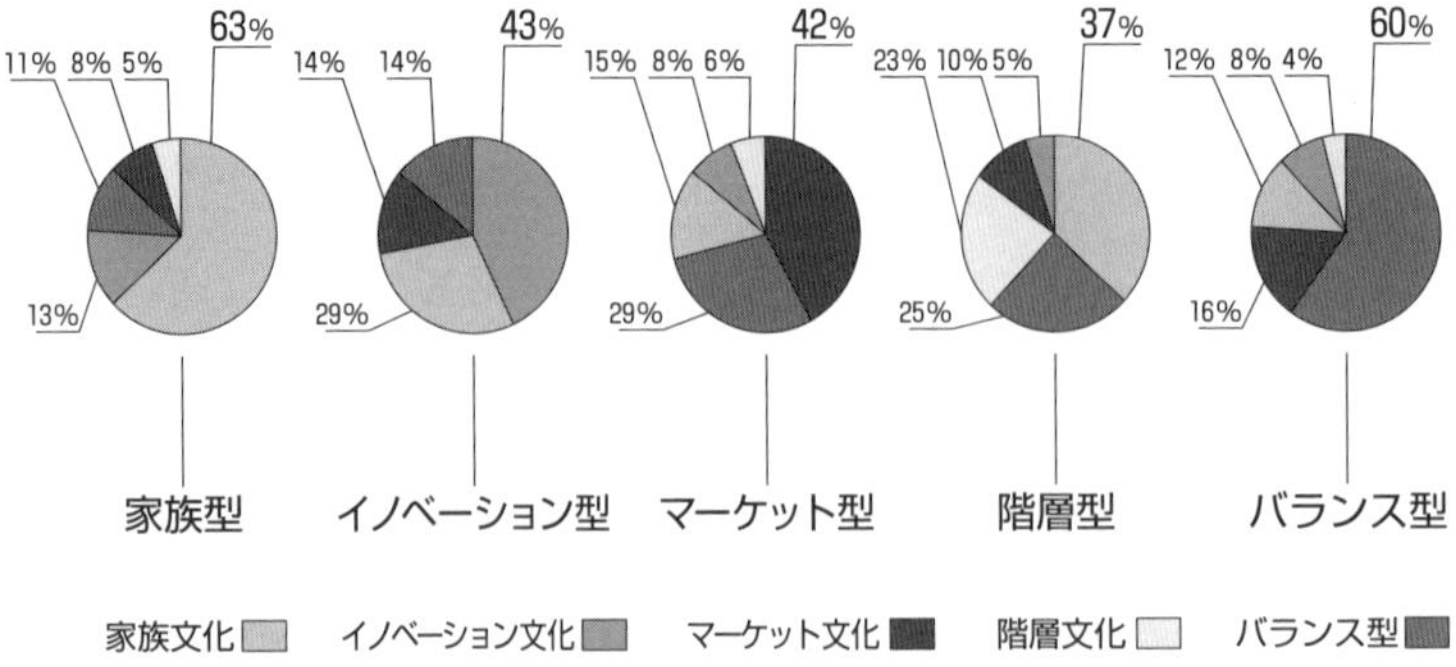

図6－2　将来目指す理想の組織文化型の比率

（岡村製作所オフィス研究所による「組織文化診断」調査〈2015年〉より）

では現在の組織文化を良しとせず、他の文化を強めようとしていることがわかりました。

では、日本の企業は、現在突出している組織文化からどの組織文化を目指しているのでしょうか。実はどの組織文化も現在の文化を理想とし、変化させない企業の割合が高くなっていました。しかし、変革しようとする企業も少なくありません。また、目指す先は現在の組織文化によって異なる傾向を示していました。

以下に、その傾向について紹介します。

- 「家族型」と「バランス型」の企業は、現状維持を望む企業が多い。
- 「イノベーション型」の企業は、「家族文化」を目指す割合が高い。
- 「マーケット型」の企業は、他の文化を強めて「バランス型」に向かおうとする傾向がある。
- 「階層型」の企業は、他の文化へ移行しようとしており、特に「家族文化」を伸ばそうとしている（図6-2参照）。

現在の文化を変革して異なる文化へ移行しようとする企業も数多く存在し、そのなかでも家族文化やイノベーション文化を強めていこうとする動きは、チーム力や新たな価値創造が求められる現在のビジネス界の動向を、ある意味で反映しているように思われます。多くの企業が「イノベーション」という言葉を意識しているなか、全体的にイノベーション文化への移行が多いのではと推測していましたが、階層文化から家族文化への移行が目立ちました。これは階層文化の対極にあるイノベーション文化にいきなり向かうことは難しく、まずは家族文化を目指そう、という意識の表れと考えられます。

3 「組織の性格」にあったオフィスとは

では、そのような組織文化に対して、オフィス環境との相性はあるのでしょうか。ふだんの何気ない会話から上司の指示連絡に至るまで、従業員の「行動」には組織文化が大きく影響しています。ミーティングのやり方もその組織の文化ならではのやり方があり、必要なミーティング空間も異なってきます。したがって、オフィスのなかにおける個人やチームの行動は、組織文化の結果として表れるものと考えています。本項では組織文化の傾向から行動を推測することで、それぞれの文化に合ったオフィス環境のキーワードとそのポイントを、スペースの例とともに紹介します。

(1) 家族文化——居住性

「居住性」とはチームの一体感を感じながら個人の自己啓発を促す居心地の良い環境のことです。

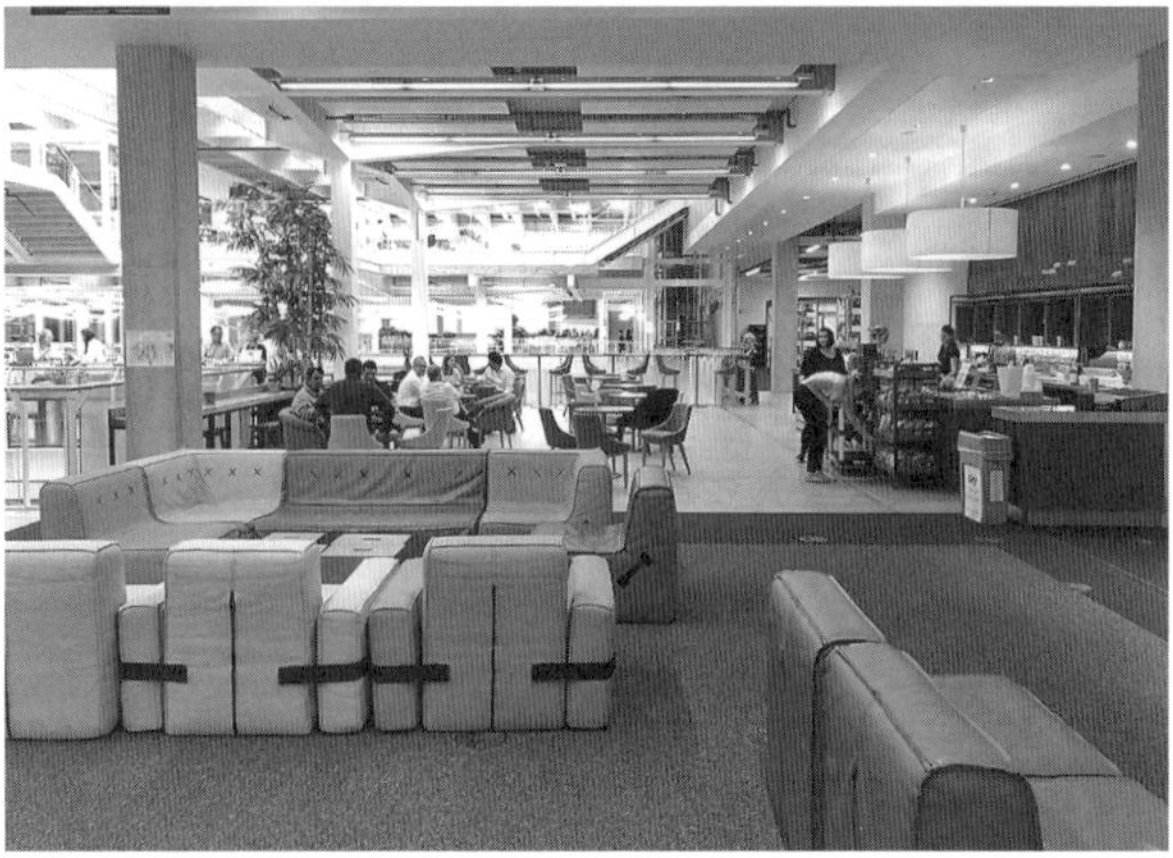

図6－3　家族文化に合ったオフィス環境イメージ

スペース例として以下のものが挙げられます（図6-3参照）。

- チームの一体感を感じながら仕事を進めることができるレイアウト。
- デスクの島（かたまり）を小さくし、組織の規模を小さく見せる。
- 人が自然と集まりやすい、人を招き入れるようなオープンなミーティングスペース。
- 相談しやすいマネージャスペース。
- 個人が自己啓発の学習をしたり、コーチングできる集中スペース。
- 歩き回りやすい回廊型動線（長い直線を避ける）。

（2）階層文化――秩序

「秩序」とは、仕事を確実に遂行するために効率性を重視した環境のことです。
スペース例として以下のものが挙げられます。

- 集団の調和を表し、秩序を保つことができるように組織図を反映したレイアウト。
- 指示系統をはっきりとするために、役職ごとに家具で象徴を表す。
- 業務の進捗を常に把握するために、見渡せる位置にあるマネージャ席。
- ミスのない確実な処理業務のために一人で集中できるスペース。
- 休憩室を設け、オンとオフを分けることによって職場環境の安全性を高める工夫。
- 業務の流れに沿った無駄のない配置、最短距離で直線的な動線。

(3) イノベーション文化――自由度

「自由度」とは、すぐにチャレンジすることができる柔軟性の高い環境のことです。スペース例として以下のものが挙げられます（図6-4参照）。

- チームや業務によってすぐ変更でき、可動性がある自由度の高い空間。
- その日の業務によって個人やチームがスペースを選択できる。
- アイディアを発信したり、実験的な試みがすぐにできるラボ・工房的なスペース。
- 自由にセッティングできるような可動性のある家具の採用。
- 混沌の中から情報を探し出すために、あえて無秩序であったりジグザグした動線。
- 変化している様子が周囲からもわかるオープンで透明性の高い空間。

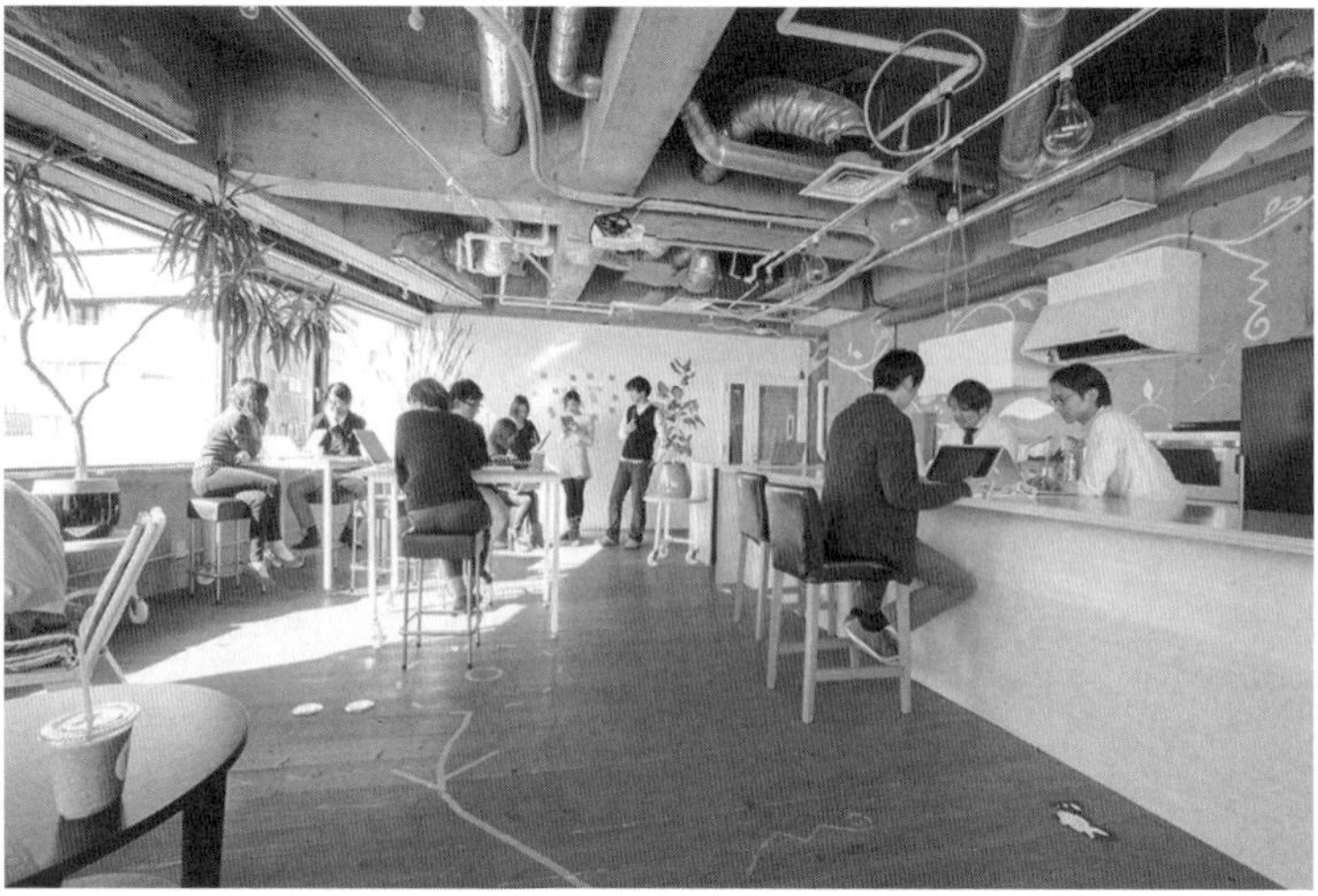

図6－4　イノベーション文化に合ったオフィス環境イメージ

(4) マーケット文化——機動性

「機動性」とは，アクティブに動くための機動力をサポートする環境のことです。

スペース例として以下のものが挙げられます。

- チームより個々人の効率性を重視したフリーアドレス
- 機動力を損なわないようなタッチダウン的な空間
- 競争を促すために目標が常に見え，成果や結果が他のチームからも見えるようなスペース。
- スピーディに情報を交換できる立ちミーティング。
- 時には俯瞰して日常を見つめなおす静かなスペース。
- 歩き回りながら情報を入手できる明確な動線。

4　実践へのポイント——組織文化をオフィスづくりに活かす

組織文化を知ることは、経営者（リーダー）と従業員の価値観を顕在化し、共有することにつながります。この価値観や行動の特徴をつかみ、組織文化に適した環境を整えることで、企業と個人が同じ方向性を向きながら、組織としてより高いパフォーマンスをあげることができるようになるのではないでしょうか。それは、これからのオフィスづくりにおいて、一つの有効な手段となるでしょう。

以下に実践のポイントをまとめます。

❶ 企業全体の大きな方向性だけでなく、部署やチーム単位での組織文化をとらえること。
❷ 重要な活動シーンを抽出し、空間に必要な要件と機能を決めていくこと。
❸ 組織文化だけに特化するのではなく、「組織文化」「ビジネスニーズ」「物理的スペース」の三つの側面から総合的に検討すること。

【文献】
キャメロン、K. S.・クイン、R. E. 著／中島豊監訳（2009）『組織文化を変える——「競合価値観フレームワーク」技法』ファーストプレス

column 7

治療と仕事の両立支援を進めるには職場環境も重要です!!

【江口　尚】

introduction

働き方改革の一環として、治療と仕事の両立支援（以下、両立支援）への関心が高まっています。厚生労働省は、「事業場における治療と仕事の両立支援のためのガイドライン」を公開し、毎年改訂して内容を充実させています。このガイドラインのなかで、両立支援をうまく進めるためには、職場環境にも配慮する必要性が述べられていますが、まだまだ両立支援は本人の問題という風潮が根強くあります。そこで本コラムでは、われわれが行ってきた研究の成果を示しながら、両立支援と職場環境の関係について考えてみたいと思います。途中、少し寄り道して、最近着目されているテレワークについても、情報提供したいと思います。

1　はじめに

わが国の十五〜六十九歳の生産年齢人口は、二〇一六年には六千八百四十万人でしたが、二〇二五年には六千三百九十八万人、二〇三五年には五千五百五十九万人と減少することが見込まれます。直近の十五〜六十四歳の就業率（二〇一九年平均）は七七・七%と、二〇〇九年の七〇・〇%と比較して七・七%上昇していますが、生産年齢人口自体が減少するなかで現在の経済活動を維持するためには、仕事に従事している労働者数を維持する必要があり、今まで働けていなかった方々に働く場を提供することで就業率を上げる必要があります。

そのために国は働き方改革を推進していますが、就業率を上げるために高齢者の活用はもちろん、子育て中の女性や、これまで健康上の理由や会社の制度上の理由から仕事をすることが難しかった、障がい者や病気を持った方々の就労に関心が高まっています。ひと昔前であれば仕事を辞めて治療に専念するといったイメージがあったがんやＡＩＤＳなどの感染症、いわゆる難病と言われる免疫や神経の慢性疾患などに対する治療の技術が進み、治癒は難しいものの副作用が少なく症状がコントロールできるようになってきています。

その結果、一定の配慮があれば治療を受けながらも就労を継続できるようになっています。たとえば、少し古いデータにはなりますが、二〇一〇（平成二十二）年の国民生活基礎調査をもとに厚生労働省が推計した結果では、悪性新生物の治療のため仕事を持ちながら通院している者は三十二・五万人いるとされています。このような背景から、治療と仕事の両立支援（以下、両立支援）への関心が高まってきています。

表7－1　職場で両立支援を行ううえでの課題

①	職場への症状・病名の申告
②	自分の症状についての説明・言語化能力
③	症状
④	発病のタイミング
⑤	主治医の患者の就労への関心
⑥	就業上の配慮
⑦	上司の理解
⑧	同僚の理解
⑨	職場の風土
⑩	産業保健職の意識

厚生労働省は、「事業場における治療と仕事の両立支援のためのガイドライン」を公表して、労働者に対しては病気になっても働くという選択肢があること、企業に対しては、何かしらの疾患の治療を続ける必要がある労働者に対して一定の配慮をすることで働く機会を提供することを求めています。

職場で両立支援を行うためには、いくつか課題があります（表7-1）。二〇一三（平成二十五）年にみずほ情報総研が行った調査では、病気を抱える労働者の九二・五％が就労継続を希望し、現在仕事をしない人でも七〇・九％が就労を希望していることが報告されています。また、同調査では、労働者が治療と仕事を両立するうえで必要だと感じる支援は、「体調や治療の状況に応じた柔軟な勤務形態」が四七・八％、治療・通院目的の休暇・休業制度等が四五・二％、休暇制度等の社内の制度が利用しやすい風土の醸成（三五・〇％）となっていました。

事業所側の対応状況は、二〇一八（平成三十）年の労働安全衛生調査（実態調査）では、傷病（がん、糖尿病等の私傷病）を抱えた何らかの配慮を必要とする労働者に対して、治療と仕事の両立できるような取り組みを行っている事業所の割合は五五・五％となっています。取り組みの内容は、「通院や体調等の状況に合わせた配慮、措置の検討（柔軟な労働時間の設定、仕事内容の調整等）」が九〇・五％と最も多く、次いで「両立支援に関する制度の整備（年次有給休暇以外の休暇制度、勤務制度等）」が二八・〇％となっていました。両立支援への社会的な関心の高まりとともに、企業に対して、両立支援をしやすい職場環境の整備への期待が高まっています。

では、両立支援が必要な労働者はどの程度いるのでしょうか。われわれが行った十三万人を対象としたインターネット調査の結果では、仕事をしていた者は八三・八％で、そのうち「あなたは、今、がん、脳卒中、心臓病、糖尿病、肝炎、膠原病、神経難病など、反復・継続して治療が必要で、短期で治癒しない疾病や障害を抱えていますか」に「はい」と回答した割合は、一一・七％でした。疾患群別では、内分泌、栄養および代謝疾患（糖尿病を含む）が最も多く（二九・九％）、次に循環器疾患（高血圧を含む）（一七・二％）、精神および行動の障害（九・四％）が続きました。さらに、「あなたは、今、適切な治療を受けながら、仕事を継続するにあたって、会社から何かしらの支援が必要ですか」に「はい」と回答した割合は、三・五％でした。百人の事業所であれば、三～四人、両立支援が必要な労働者がいることになります。

二〇一八年版『中小企業白書』によると、従業員規模が百人程度の事業所の人材の未充足率は、製造業で一・八％、非製造業で二・八％と言われており、深刻な人手不足と言われていますので、この三・五％という数字は、中小企業の経営においては決して小さい数字ではありません。両立支援を行い、このような労働者が退職せずに働ける環境を整えることは、人手不足が深刻な中小企業ほど経営上も重要な課題であることがわかります。なにより働き続けたいと思っている労働者ほどモチベーションの高い人はいないはずです。

本コラムでは、両立支援を進めるためのヒントを職場環境に求め、ポジティブメンタルヘルスの視点も取り込んで、説明したいと思います。

2 職場環境と両立支援

ここからは、職場環境の視点から行った両立支援に関する研究を紹介したいと思います。

一つ目の研究は、職場内で両立支援に関するルールを設けたり、研修を行ったりしていることの効果を検討した研究です（Eguchi et al., 2019a）。この調査の対象は、インターネット調査会社のモニターに登録している、両立支援が必要な十八〜六十五歳の労働者です。この調査は、事業所内ルールの作成の有無、および事業所内での研修の有無と、両立支援を必要とする労働者によるガイドラインに従った行動との関係を検討することを目的としました。

ガイドラインに従って作成した両立支援に必要な労働者の行動に関する質問を、表7-2に示します。両立支援を必要とする労働者において、職場で両立支援に関するルールを設けてそのための研修を行っている事業所で働く者ほど、ガイドラインに従った両立支援に必要な行動を起こしていることがわかりました（図7-1）。図7-1は、ルールを設けたり研修を行ったりしていない「どちらも行っていないグループ」と比較して、ルールのみのグループ、研修のみのグループ、どちらも行っているグループで、それぞれの設問について何倍行動を起こしているかを示しています。

全体的な印象として、ルールを作るだけ、研修を行うだけでなく、ルールも作ってそれを周知するための研修を行っている職場で働く労働者のほうが、ガイドラインに従った行動をとっていました。本研究は、インターネット調査による横断研究であり、調査に応じた方々は、インターネットにアクセスできる方に限定

表7-2　具体的な取り組みに関する質問内容

質問1：あなたは，ご自身の病気のことを会社に報告していますか。
質問2：あなたは，会社に対して，治療と職業生活の両立への支援を申し出ていますか。
質問3：あなたは，仕事を続けるにあたり主治医に意見（書）を求めていますか。
質問4：あなたは，主治医に意見を求めるにあたり，業務内容を記載した書面を主治医に提出していますか。
質問5：あなたは，主治医の意見書を会社に提出していますか。
質問6：あなたは，主治医からの意見書をもとに，会社と，治療と職業生活の両立をするために，働き方について相談や検討をしていますか。
質問7：あなたは，主治医からの意見書をもとに，治療と職業生活の両立をするために何らかの支援を受けていますか。
質問8：あなたは，ご自身が受けている両立支援について，定期的に会社と話し合えていますか。

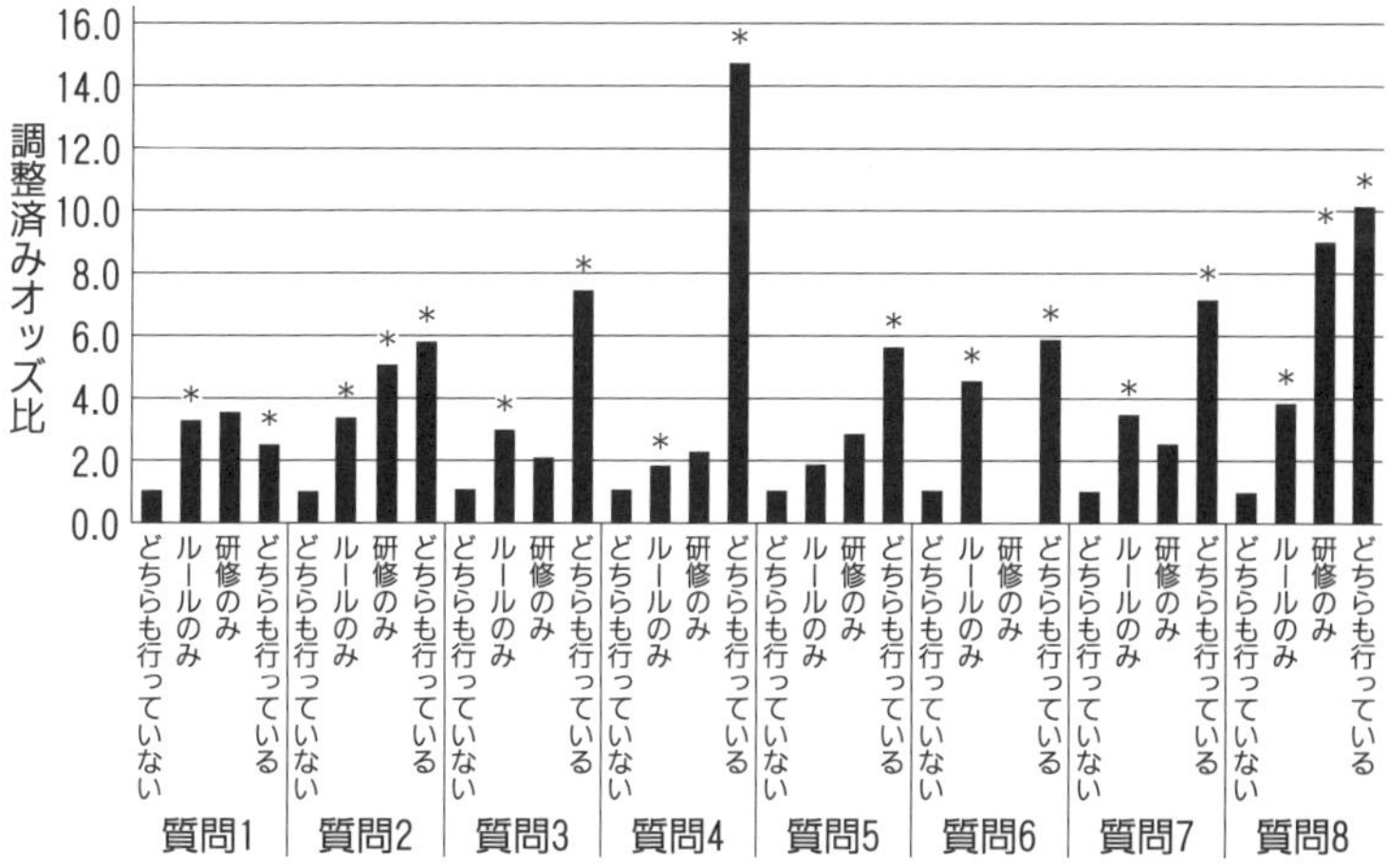

図7-1　両立支援に関するルールの作成および研修の実施と具体的な取り組み

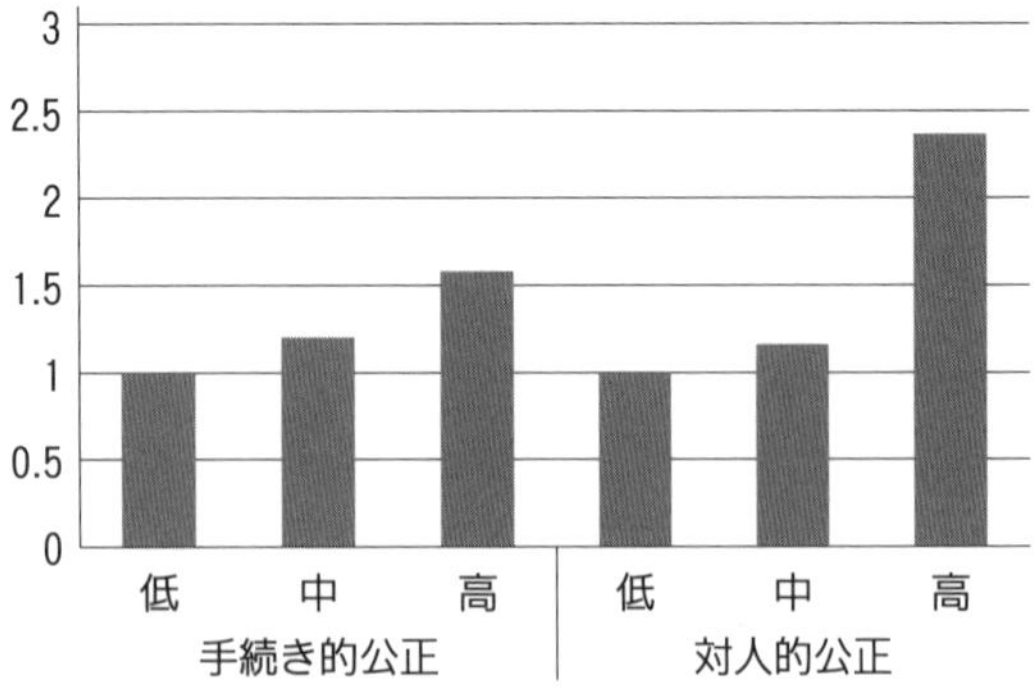

図7－2　組織的公正と病気の申し出の関係

されていることに留意する必要がありますが、企業においてガイドラインに沿った両立支援を進めるうえで、事業所内でのルールの作成や研修の実施の必要性を示唆していました。

職場において両立支援を進めるためには、制度やルールを整えることも大切ですが、せっかく作った制度やルールも機能しなければ意味がありません。機能させるためには何が必要でしょうか。一番は、それを運用できるような職場風土の醸成です。職場風土の大切さについては、表7-1でも触れています。また、ここでは職場風土は職場環境ともほぼ同一と考えていただいてかまいません。

これから紹介する二つ目の研究は、職場の組織的公正さと本人の病気の報告の関係について取り上げています（Eguchi et al., 2019b）。両立支援は、当事者による会社への申し出からスタートします。そのうえで、必要な支援について当事者と会社との間で話し合いをして、両立支援の内容を決めていきます。では、どの程度の当事者が会社に対して病気のことを報告し、支援を申し出ているのでしょうか。

われわれが行った両立支援を必要とする労働者に対するインターネット調査では、七六・五％が会社に対して自分の病気のことを報告していました。さらに、支援の申し出をしている人は五四・四％でした

（江口ら 2020）。両立支援を進めるためには、病気のことを安心して報告し、支援を申し出てもらうことが大切です。ガイドラインのなかでも、申し出を行いやすい環境を整備することの重要性が記されています。

この研究では、この「申し出を行いやすい環境」を、組織的公正さで評価をしようと考えました。つまり、組織風土や職場環境の一つとして、組織的公正を取り上げています。組織的公正とは、組織の構成員が所属組織における意思決定の際のプロセスや手続きについて感じる公正性（手続き的公正）、および、上司から部下への接し方について感じる公正性（対人的公正）から成っています。先行研究では、組織的公正が低いことは、精神疾患、身体疾患、疾病休業と関連することが実証されていて、産業保健の分野でも関心が高まっています。また近年では、ポジティブメンタルヘルスのなかでも、ワーク・エンゲイジメントや組織コミットメントを高める要因としても位置づけられています。

この研究は、両立支援を必要としている労働者を対象に行っています。その結果、手続き的公正と対人的公正のいずれも高い職場のほうが、低い職場よりも自分の病気のことを申し出ていました。また、当事者が両立支援を行ううえで、仕事をしながらも治療を必要なときに受けられることも重要な要素ですが、組織的公正はそのような労働者の受診行動にも影響することがわかっています（Inoue et al., 2019）。受診しやすい環境を作っておくことは、重症化予防のためにも重要です。こういったことからも、両立支援を進めていくためには、組織的公正に着目することの重要性が示唆されています。

両立支援を進めるときに、一緒に働く同僚の意識が重要です。そこで、今回紹介する三つ目の研究は、両立支援が必要な労働者の職場の受け入れに影響する、職場環境についての研究です（Eguchi et al., 2017）。

皆さんは、どのような職場であれば、上司や同僚は両立支援が必要な労働者を受け入れると考えるでしょ

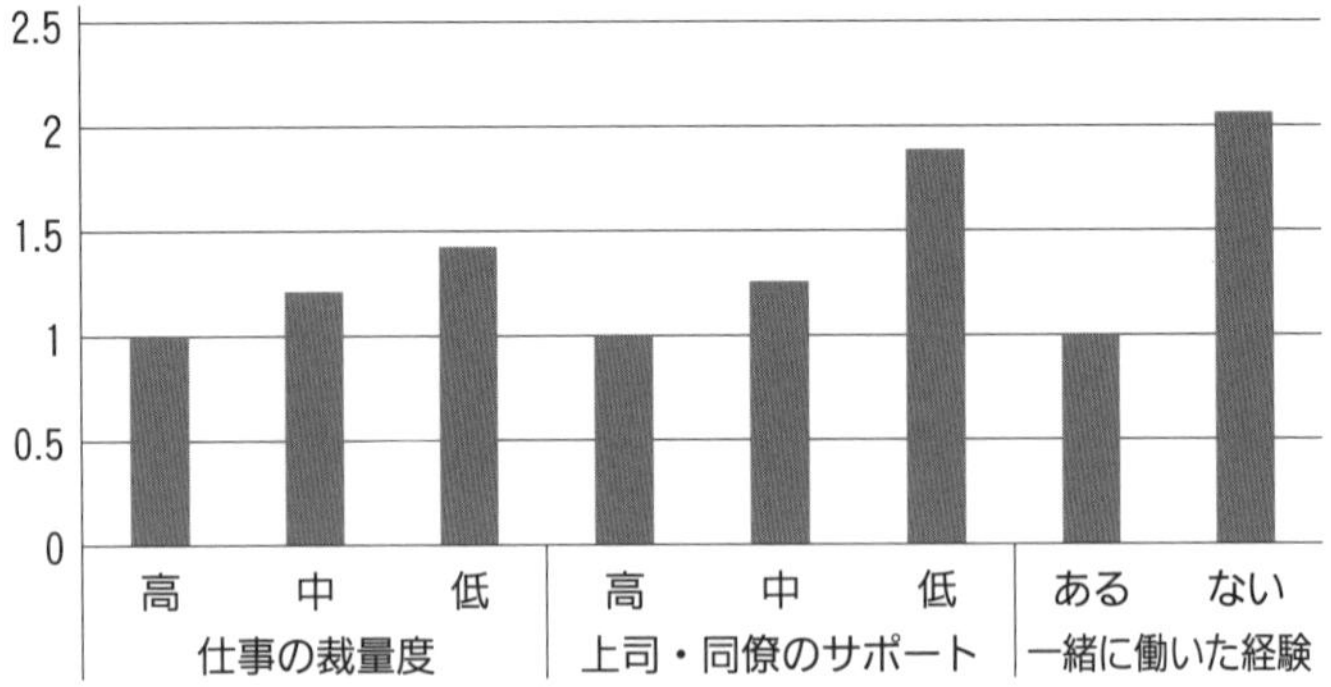

図7-3　仕事の裁量度，上司・同僚のサポート，一緒に働いた経験と，がん治療を理由に働き方に制約のある労働者を“受け入れられない”と回答した労働者の割合

うか。われわれは、職場環境と上司や同僚の両立支援を必要とする労働者への姿勢との関連を調査しました。ここでは、両立支援が必要な対象を、がん治療によるものとしました。その結果、仕事の裁量度と上司・同僚の支援が低いほど、そのような同僚を「受け入れられない」と回答する割合が多くなっていました（図7-3）。一方で、仕事の量とは関連していませんでした。

このほかに、職場環境よりも、より強く影響している要因がありました。何だと思いますか。それは、一緒に働いた経験の有無でした。一緒に働いたことが「ない」と回答した労働者は、「ある」と回答した労働者よりも、「受け入れられない」と回答する割合が多かったのです。このことは、がん治療に限らず、身体や知的障がいを持った方、難病やメンタルヘルス不調でも同様の傾向が認められました。この理由としては、「病気や障がいを持っている人＝働けない」というイメージがまだまだ根強くあるからだと思います。一方で、一緒に働いてみることで、一定の配慮があれば健常者と変わりなく働けることに気づくからだと考えられます。

職場における仕事の裁量度や、上司・同僚のサポートは、ストレスチェックの結果からも把握することができます。両立支援が必要な労働者の受け入れ先を考えるときに、ストレスチェックの結果も参考になるかもしれません。

ここでは、両立支援を進めるうえで職場環境に着目することの重要性を理解してもらうために、三つの研究を紹介しました。両立支援に関する職場体制の整備や組織的公正、仕事の裁量度、上司のサポートといった職場環境を改善することは、両立支援を進めやすい組織風土を醸成するだけではなく、ポジティブメンタルヘルスのアウトカムとしてよく用いられる、ワーク・エンゲイジメントや組織コミットメントを高める先行要因でもあります。そのため、両立支援を進めることは、当事者だけにメリットがあるわけではなく、働きやすい職場環境の醸成という点から、職場全体にもメリットがあることだという認識を持ってもらいたいと思います。

3　両立支援の切り札？――完全在宅就労（テレワーク）と職場環境

多様な働き方の選択肢として、両立支援が必要な労働者においても、テレワークの技術を活用した完全在宅就労の労働者が増加しています。さらに、新型コロナウイルス感染拡大への有力な対策として、急速に導入が進んでいます。完全在宅就労は、これまでいろいろな病気が原因で通勤ができなかった方々や、寝たきりなどの方々にも就労する機会を提供できます。また、完全在宅就労は、育児休業中の労働者などにも使えます。このように、完全在宅就労は治療と仕事だけではなく、育児、介護などとの両立に使える、文字どおり両立支援の切り札と言えます。

ただ、完全在宅就労は、どこの職場でも導入できるわけではありません。完全在宅就労を取り入れると必ず生じる問題が、「雑談問題」であると言われています（株式会社ワイズスタッフ）。

完全在宅就労の場合には、目的を持ったコミュニケーションは取ることができますが、挨拶であったり、何気ない会話、雑談をしたりといったことができなくなってしまいます。これを「雑談問題」と言いますが、当然、スタッフ間のコミュニケーションが取れていない、風通しの悪い職場では、完全在宅就労の仕組みを採用することが難しいでしょう。

在宅就労の活用は、より多くの多様な人材を取り込むうえで有効なツールになります。一方で、完全在宅就労をうまく活かすためには、上司や同僚はこれまで以上に、職場環境やコミュニケーションに気を使うことが求められるようになるでしょう。完全在宅就労が可能な職場環境と両立支援のできる職場環境は、ほぼ同じと言っても言い過ぎではないと思います。そういったことも視野に入れて、企業には両立支援の行いやすい職場環境に関心を持ってもらいたいと思います。

4　おわりに――実践へのポイント

両立支援を進めるためには、最初のケースがとても重要です。皆さんの職場でも、病気休職後に復職してくる労働者など、両立支援が必要な労働者と一緒に働く機会があるかもしれません。本コラムで説明したように、両立支援を進めるためには職場環境が大切ですが、人事担当者や産業保健職は、復職先の職場環境がどのような職場環境なのかについて関心を持ってもらえればと思います。また、職場環境に関心が持てるのは、人事担当者や産業保健職の強みであると言えます。そのような活動や情報発信を続けていくことで、会社内に一部署でも多く、そのような働き方に制約のある労働者を受け入れた経験のある部署を作っておくことも重要と思います。

今後、ＩＴ技術がさらに向上すると、完全在宅就労がより一般的になってくると思います。完全在宅就労は両立支援においては有効ですが、通常のビジネスにおいても、災害や感染症対策などの事業継続計画（BCP：Business Continuity Plan）の点からも、ますます一般化してくるでしょう。完全在宅就労する労働者を取り込みながら、職場のコミュニケーションを維持するのは簡単なことではありません。そういった将来も見据えて、まずは両立支援の文脈で、在宅就労の機会を設けていくことも良いかもしれません。職場環境への配慮やテレワークの推進によって、一人でも多くの方々に就労の機会が提供されることを期待したいと思います。

実践のポイントをまとめると、以下のようになります。

❶ 治療と仕事の両立支援を進めるには、職場環境に留意しましょう。
❷ 初めて治療と仕事の両立支援の必要な労働者を受け入れる部署を支援し、成功事例を積み重ねましょう。
❸ 治療と仕事の両立支援を進めるために、テレワークを活用しましょう。

【文献】

江口尚・森永雄太・細見正樹（2020）「健康経営および治療と仕事の両立――産業保健学および組織行動論の視点から」『経営行動科学』三一巻三号、一一七–一三一頁

Eguchi, H., Tsutsumi, A., Inoue, A., & Kachi, Y. (2019a) Links between organizational preparedness and employee action to seek support among a Japanese working population with chronic diseases. *Journal of Occupational Health*, **61**(5), 407–414.

Eguchi, H., Tsutsumi, A., Inoue, A,, & Kachi, Y. (2019b) Organizational justice and illness reporting among Japanese employees with chronic diseases. *PLoS One*, **14**(10), e223595.

Eguchi, H., Wada, K., Higuchi, Y., & Smith, D. R. (2017) Co-worker perceptions of return-to-work opportunities for Japanese cancer survivors. *Psycho-Oncology*, 2017 Mar, **26**(3), 309–315. doi: 10.1002/pon.4130.

Inoue, A., Tsutsumi, A., Eguchi, H., & Kawakami, N. (2019) Organizational Justice and refraining from seeking medical care among Japanese employees: A 1-year prospective cohort study. *International Journal of Behavioral Medicine*, 2019 Feb, **26**(1), 76–84. doi: 10.1007/s12529-018-9756-6.

株式会社ワイズスタッフ（厚生労働省委託事業）「平成28年度 障がい者の在宅雇用導入ガイドブック」［http://www.mhlw.go.jp/file/06-Seisakujouhou-11600000-Shokugyouanteikyoku/0000167968.pdf］（二〇二〇年五月十日確認）

第II部

セルフマネジメントの支援

column 8

感情は「伝染」する？
――個人の感情が職場にもたらす影響

【種市 康太郎】

introduction

これまでの研究では、いきいき（エンゲイジメント）した個人に注目が集まってきました。しかし、個人のいきいきした感情が組織内の他者に「伝染」し、職場全体が明るくなることも想定できます。今回は、感情の伝染についての文献をまとめ、それが職場や個人に与える影響を考えます。

1 情動的伝染とは？

「伝染」というと、ウイルスなどによる伝染病を思い浮かべる方が多いと思います。しかし、本コラムでお話しするのは心理学的な「感情」の伝染です。専門的には「情動的伝染（emotional contagion）」と呼びます。

心理学では「感情（feeling）」「情動（emotion）」「気分（mood）」という三者は、少し異なる意味で考えられています。「何か感じること」そのもの、主観的な感じが「感情」と言うのに対して、感情に加えて生理的変化や、感情表出、行為などの要素も絡みながら生じる経験のことを「情動」と言います。また、情動が一時的なのに対して、比較的微弱で長く持続するような心的状態を「気分」と言います（遠藤 2014）。今回は「情動的伝染」の話ですので、「情動は『伝染』する？」がタイトルとして適切と思うのですが、「情動」という言葉は馴染みの薄い言葉だと思いましたので、タイトルだけは「感情は『伝染』する？」としました。

さて、ニュース番組のスポーツコーナーで特に目立つ活躍を続けているスポーツキャスターの一人に、元テニスプレイヤーの松岡修造さんがいらっしゃいます。彼の観察力や分析力も素晴らしいのですが、特に際立つのが「熱さ」です。出場選手や試合に対する情熱的な思いは、テレビを通しても視聴者に強く伝わってきます。では、もし松岡さんがあなたの職場にいたとしたら……。非現実的な想定かもしれませんが、職場全体の空気が、がらっと変わることは充分に考えられます。

じつは日常でもこのようなことは起きているのです。職場に一人元気な人がいると周りも元気になり、不機嫌な人がいると周りも不機嫌になる。つまり、情動の「伝染」、情動的な感化や波及効果があるということです。一人の情動が職場全体の情動も変えてしまう、このような作用のことを「情動的伝染（motional contagion）」と呼びます。

2　情動的伝染とそのメカニズム

情動的伝染についての著作があるハットフィールド（Hatfield et al., 2014）は、そのレビューにおいて情動的伝染を「顔の表情、発声、姿勢、動作などを自動的に他人のものとして真似して同調させる傾向があり、結果的に情動的に収束していくこと」と定義しています。情動の伝染のメカニズムには，以下の三つがあると考えられています。

（1）模倣

会話や対面でのやりとりのなかで、人が自分の動きを自動的・継続的に模倣し、他人の表情、声、姿勢、動作などと同期させていることについての多くの研究論文があります。たとえば、喜怒哀楽の表情をしている対象者のビデオや写真を観察したときに、微妙な顔面筋の変化が生じますが、それが情動の種類によって異なることがわかっています。

（2）フィードバック

人は表情や発声、姿勢などに合わせて情動を感じる傾向があるという証拠が見つかっています。つまり、悲しい表情をしたことが刺激となってさらに悲しみを生み、笑顔になることによって喜びの情動を感じるということです。たとえば、悲しい声の模倣をすることによって、悲しさを感じるという実験結果（Hatfield et al., 1995）もあります。

（3）伝染

模倣とフィードバックの結果として、人は瞬間的に他人の情動をとらえてしまう傾向があると考えられています。実際に，人はお互いの情動を頻繁に，非常に大きな規模でとらえてしまうことが，神経科学的な研究からも明らかになっていると言われています。

つまり，人は周囲の人の表情，発声，姿勢，動作を自動的に模倣し，そこから生じるフィードバックの結果として他者の情動を微細に感じます。その結果，人はお互いの情動をキャッチし合う傾向があると考えられるのです。

これらは非常にデリケートなプロセスだと言われていますが，時に暴力事件などへも発展する可能性を持っています。スラットキン（Slutkin, 2013）は「伝染性の病としての暴力」として，模倣，フィードバック，さらには脳のドーパミン系への刺激，過去のトラウマ（暴力的経験）によって情動的伝染が生じやすくなり，大量銃殺事件などの暴力事件が生じる可能性を公衆衛生の観点から論じています。

3　情動的伝染に関する実験

このような情動の波及効果（ripple effect）について，職場に近い条件で実験したのがバーセイド（Barsade, 2002）です。バーセイドは，情動の伝染とそのプロセスがグループ内でどのように作用するのかを，学生を対象に実験的な方法で検討しました（Barsade, 2002）。

実験は，参加者全員が給与検討委員会のマネージャーになりきって，限られた金額のボーナスを従業員に配分することを検討・交渉する，模擬的な経営演習課題でした。経営課題について話し合う学生のグループに，情動の快・不快と強弱という四つの情動状態（陽気で積極的，落ち着いていて温かい，敵意と苛立ち，抑うつ状態）を演じるサクラ（偽のグループメンバー）を混ぜました。情動については、自己評価と観察評価によって評価しました。

そのようなグループでディスカッションを行った結果、話し合ったグループメンバーの情動は、サクラの情動と同じ方向に変化しました。つまり、陽気で積極的なサクラが入ったグループは、グループ全体の快適な情動を生み、エネルギーが高まったということです。さらに、快適な情動は、協力的な行動やパフォーマンスにも良い影響をもたらしていることが明らかになりました。たとえば、最終的に分配される給与の分配が公平である（ばらつきが少ない）、参加者によるサクラの貢献度が高く評価されている、などです。このように、情動の波及効果は実験的に明らかになっています。

4　職場での情動的伝染――スピルオーバーとクロスオーバー

職場での情動的伝染、特にポジティブな伝染については、夫婦関係などの二人組（ダイアド）の間での相互作用で議論されています。

ウエストマン（Westman, 2002）は、職場での情動が家庭に持ち込まれる際に、二つの作用があると述べています。一つはスピルオーバーです。スピルオーバーとは、生活上のある領域で経験したストレスが、同じ個人の他の領域でのストレスに影響を及ぼすことです。スピルオーバーとは水などがあふれることを意味しますので、職場の問題が家庭にあふれて波及するといったイメージをするとわかりやすいかもしれません。したがって、職場でのストレス要因が増えることが、家庭でのストレス要因を増やす、あるいはストレス反

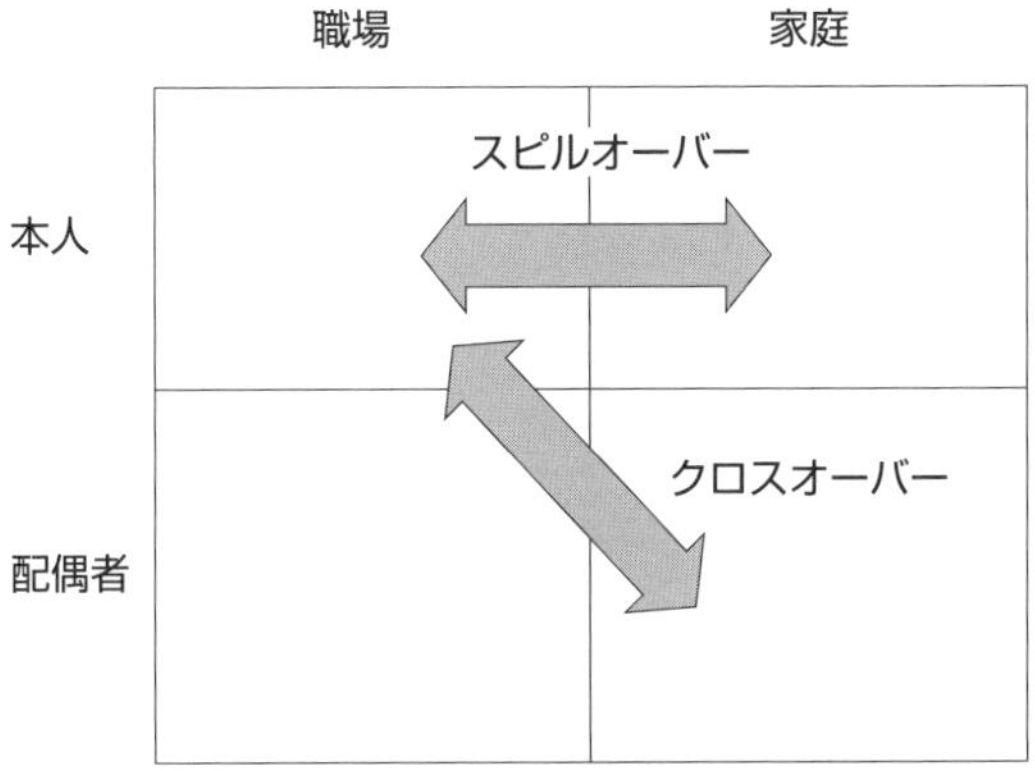

図 8－1　職場と家庭のスピルオーバーとクロスオーバー

応についても影響を与え合うということです。

もう一つはクロスオーバーです。個人が職場で経験したストレスが、その個人の配偶者が家庭で経験するストレスにつながることです。スピルオーバーとクロスオーバーの大きな違いは、スピルオーバーが個人内における領域間のストレスの伝染であるのに対し、クロスオーバーは領域だけでなく個人をまたいだ伝染であり、別の個人に同様の反応が生じるということです。言い換えれば、スピルオーバーは同じ個人に対して、家庭から職場、職場から家庭へと発生するのに対し、クロスオーバーは職場の一人の個人から家庭の配偶者へと発生するプロセスとして概念化されています（図8－1）。

スピルオーバーにもクロスオーバーにも、ネガティブとポジティブ両方の情動の伝染が考えられます。ポジティブ・スピルオーバー、ネガティブ・スピルオーバー、ポジティブ・クロスオーバー、ネガティブ・クロスオーバーの四通りです。これも図に入れるとわかりにくいので、とりあえず二通りがあると考えてください。

ウエストマン（Westman, 2002）は、多くの研究ではネガティブなクロスオーバーが想定されているが、ポジティブなクロスオーバーも考えられるはずだと述べています。たとえば、仕事がうまくいったときにボーナスをもらったり、表彰されたりして、職場全体が上機嫌になっている人は、その上機嫌が家庭にいる配偶者に伝わっているのかもしれません。その逆で、家庭生活が職業生活を支えたり、高めたりする可能性もあります。支持的な家族関係や態度は、仕事での態度にポジティブなクロスオーバーを生み出す可能性もあります。また、配偶者間のポジティブな経験は、職場のストレスを緩和する可能性も考えられます。

このような配偶者間のクロスオーバーだけでなく、職場間のクロスオーバー、すなわち上司‐部下、同僚間などの個人間のクロスオーバー、職場‐個人間といった組織‐個人間のクロスオーバーも考えられます。

5　情動的伝染に関する職場でのポジティブな影響

職場の研究においても、チームのエンゲイジメントと個人のエンゲイジメントには関連があり、エンゲイジメントが高くポジティブな態度を持つ個人が、そのチームの他のメンバーに良い影響を与えることが明らかになっています。

たとえば、バッカー（Bakker et al., 2006）の研究では、オランダの警察官二千二百二十九名（八十五のチームのいずれかに所属して勤務している）を対象に、警察官の燃え尽き（疲労困憊、皮肉、専門的能力の欠如）とエンゲイジメントについて調査しています。バッカーらは、燃え尽きとエンゲイジメントの両方の状態が、チームから個々のチームメンバーに伝染するのではないかと仮説を立てました。というのも、まずチームメンバーが共有したイベントに対して同じような反応をすることで、同じように感じてしまうという理由が考えられます。次に、チームメンバーがお互いのムードに影響を与え、そのムードが一つの方向にまとまるという可能性です。これは情動的伝染の結果を想定しています。そして、ネガティブな情動のほうが影響しやすいかもしれないと述べています。

しかし、ポジティブな伝染も起きる可能性があります。たとえば、エンゲイジメントされた職員は、自分の仕事やチームに献身的に働き、必要に応じて同僚を助けようとする傾向があるでしょう。つまり、チームに対する組織市民行動を生じやすいということです。これは、チーム内でのポジティブな循環を生み出すと考えられます。したがって、チームの平均的なエンゲイジメントは、チームメンバー個人のエンゲイジメントに影響を与えることが考えられるということです。このような分析はマルチレベル分析といって、集団のスコアと個人のスコアの関係を分析することで明らかになります。

その結果、まずチームレベルでの燃え尽きは、個々の仕事の要求度や資源の影響を考慮したうえでも、個々のチームメンバーの燃え尽きのレベルと正の関係がありました。一方、チームレベルのエンゲイジメントも、同じように個人の変数の影響をコントロールした後でも、個々のチームメンバーのエンゲイジメントのレベルに正の関係がありました。また、チームレベルの燃え尽きは個人のエンゲイジメントの低下に、チームレベルのエンゲイジメントは個人の燃え尽きの緩和に影響していました。つまり、市民に対して皮肉ばかり言う同僚と一緒にいると、その警察官も市民に感謝されなかった出来事を否定的に受け取るようになりますが、その逆もあり得ます。また、エンゲイジメントの高い警察官は、楽観的で前向きな態度、積極的な行動を同僚の警察官に伝え、ポジティブなチーム風土を作ると考えられているのです。

バッカー（Bakker et al., 2006）の研究はチームと個人間でしたが、上司のリーダーシップがどのように伝染するかという研究もあります。チェン（Cheng et al., 2012）は、台湾陸軍の八つの中隊に所属する二千十名のなかから各分隊の三〜九名を無作為に抽出し、二百十人の兵士を調査しました。調べたのはまず、リーダーの変革的（トランスフォーメーショナル）なリーダーシップの度合いと、リーダーの情動的伝染の度合いです。情動的伝染の度合いが高いということは、他者を感動させ、励まし、惹きつける能力が高く、情動表現が豊かで活気があるということを意味します。一方、部下には他人の情動に影響を受けやすい度合いである感受性尺度を実施しました。

その結果、変革的リーダーシップ、リーダーの情動的伝染、部下の感受性に関する三者間の相互作用が明らかになりました。相互作用について具体的に述べると、リーダーが情動を伝える能力が高く、部下が情動を受け取る能力が高い場合にのみ、変革的リーダーシップが部下の仕事へのコミットメントを高めるというものでした。つまり、松岡修三さんのようなパーソナリティの上司が変革的なリーダーシップを発揮すると、それに対する感受性の強い部下だけが、仕事にコミットメントするというものです。すべての部下には響かない可能性もあるということですね。

6　実践のポイント

情動的伝染について、全般的な研究と職場での研究を述べてきました。ここでは、情動的伝染について個人として心がけることと、職場において心がけることを分けて述べたいと思います。個人編は、フローラ

（Flora, 2019）によるものをまとめました。

（1）個人編――自分自身をコントロールしよう！　自分の不機嫌さを他人に伝染させない方法

❶　自分自身が不機嫌になることを予防しましょう。充分な睡眠、充分な食事、運動、目的意識を持つなどの基本的な生活習慣や心構えが関係します。

❷　自分の不機嫌さを棚上げすることを意識しましょう。自分が不機嫌だからといって、他人を不機嫌にする権利はありません。人と接するときには、自分の不機嫌な情動を棚に上げておくことを考えてみましょう。

❸　周りのフィードバックを得てみましょう。長く付き合っている相手（配偶者、友だちなど）に、自分自身がいつもどんなトーンなのかを聞いてみるのも一つの方法です。いわゆるテンションが高いのか低いのか、情動変化が激しいのか、あまり起伏がないのか。そのことを聞いてみることによって、自己認識を得ることができるでしょう。もし、自分自身の情動変化が周りに影響を与えているなら、リラクゼーション、マインドフルネス、軽い運動など、生活習慣のなかに情動を穏やかにする方法を取り入れてみましょう。

❹　肯定的な伝染を意識的に作りましょう。たとえば、仕事で気分が悪化したときは、帰りの電車ではリラックスできる曲を聴く。気分が良いときはアップビートな曲を聴くなどして、あなたが愛する家族の情動に良い伝染が起きることを意識してみましょう。

(2) 職場編——職場での肯定的な伝染を作るために

❶ あなたのいきいきした情動が職場の他のメンバーに伝わり、職場全体の協力的な行動や良いパフォーマンスにつながることを意識するのは大事なことです。あなた自身が健康や元気を維持することは、自分のためだけでなく、職場全体にも良い影響があります。

❷ 他のメンバーが意気消沈することは、あなたの元気の源が一つ消えることを意味します。お互いの健康や元気を気にかけ、支え合うことが、自分の健康や元気につながります。

❸ もしあなたが管理職、マネージャーであるなら、メンバーの健康や元気が相互に影響し合うことを意識するとよいでしょう。優秀な社員だけが大切なのではなく、一人一人が健康と元気を維持できるような職場作りが大切と言えます。また、あなたが感謝の気持ちなどのポジティブな情動をメンバーに伝えることも、良い情動の波及効果をもたらす可能性があります。

【文献】

Bakker, A. B., Van Emmerik, I. J. H., & Euwema, M. C. (2006) Crossover of burnout and engagement in work teams. *Work and Occupations*, 33, 464-489.

Barsade, S. (2002) The ripple effect: Emotional contagion and its influence on group behavior. *Administrative Science Quarterly*, 47, 644-675.

Cheng, Y., Yen, C., & Chen, L. H. (2012) Transformational leadership and job involvement: The moderation of emotional contagion. *Military Psychology*, 24, 382-396.

遠藤俊彦（2014）「感情の定義と性質」下山晴彦（編集代表）『誠信 心理学辞典（新版）』誠信書房　二八八−二九〇頁

Flora, C.（2019）Protect yourself from emotional contagion. Psychology Today, 2019, 55–61.（https://www.psychologytoday.com/us/articles/201906/protect-yourself-emotional-contagion 二〇二〇年七月十三日確認）

Hatfield, E., Carpenter, M., & Rapson, R. L.（2014）Emotional contagion as a precursor to collective emotions. In C. von Scheve & M. Salmela（Eds.）, Collective emotions: Perspective from psychology, philosophy, and sociology. Oxford: *Oxford University Press*. 108–122.

Hatfield, E., Hsee, C. K., Costello, J., Weisman, M. S., & Denney, C.（1995）The impact of vocal feedback on emotional experience and expression. *Journal of Social Behavior and Personality,* **10**, 293-312.

Slutkin, G.（2013）Violence is a contagious disease. In contagion of violence; Patel, D., Simon, M., Taylor, R., Eds.; *National Academies Press:* Washington, DC, USA, 2018; Volume 94–111.

Westman, M.（2002）Crossover of stress and strain in the family and in the workplace. In P.L. Perrewé & D. C. Ganster（Eds.）, Research in occupational stress and well-being（Vol. 2）. Greenwich, CT: *JAI Press / Elsevier*.

column 9

身体活動量のセルフモニタリングによって生産性や活動性を高める

【田山 淳】

introduction

セルフモニタリングは心理学の応用分野で注目されてきた方法で、パフォーマンスを上昇させたり、良い成績を収めたりするための手段の一つです。古くから、セルフモニタリングは職場での生産性を向上させる方法として利用されてきました。最近では、人の何らかの行動について、センサーを利用して計測・判別するセンシング（sensing）という技術が向上したことから、センサーを用いたセルフモニタリング法が発展しています。本コラムでは、古典的なセルフモニタリングと、センサーを用いたセルフモニタリングによる、いきいき度を高めるための実践等を紹介したいと思います。

1　はじめに

セルフモニタリングには、人それぞれが持つ〝ずれ〟や〝癖〟を修正する機能が備わっています。ちなみに、「セルフモニタリング」を日本語に訳すと、「自己監視法」になります。少し硬い表現なので、通常はカタカナ表記でセルフモニタリングと表記されます。

自分の仕事の成果や成績を持続的に知ることも、セルフモニタリングです。たとえば、仕事の成果を確認することで、努力と成果を頭の中で結びつけることができます。成果のセルフモニタリングは、私たちの幼少期から触れている方法です。課題が達成できたら、親や先生からシールをもらいます。そのシールを台紙に貼りモニタリングすることで、次の成功につないでいくのです。

このように、セルフモニタリングは、自分の行動とその結果を結びつけ、自分を客観的に見つめる機会を提供してくれます。仕事に従事する自分を客観的に見つめることで、自分の弱点を見つけ、それを補正していくのです。

私たちが日常的に使っているセルフモニタリングを、もう少し具体的に示します。たとえば、ダイエットをするときには、まず「○○kg減量する」などの目標を立て、体重のセルフモニタリングを行います。毎日の朝食前に体重計に乗り、体重を記録し、その変化をモニタリングします。この方法は行動療法という方法の一つで、長い歴史を持っています。体重をセルフモニタリングすることで体重の減少を認識し、ダイエットのモチベーションを高めます。行動療法の文脈で言うと、体重減少により、さらにダイエット行動が強化されると言います。

2　ゴール・セッティング法

セルフモニタリングでは、ゴール・セッティングという目標設定を必ずセットにします。セルフモニタリングとゴール・セッティング法は、一緒に使わなければ意味がありません。ダイエットの例では、「○○kg痩せる」というのがゴールです。効果的なゴール・セッティングには、二つのポイントがあります。一点目は行動目標を立てること、二点目は段階的なゴールを設けることです。

一点目のポイントですが、希望ではなく、行動目標を設定することが重要です。「痩せたい」や「来週一週間でこの仕事を終わらせたい」というのは、単なる希望です。希望や夢を持つことは大切ですが、実現可能性は高くありません。「明日は二十時から三十分ほどジョギングする」や、「来週末までに顧客データの入力を完了する」などが行動目標です。前者の〝希望〟は目標到達にはほど遠いのですが、後者の「〜する」という行動目標は、手帳に書き込む予定と同等の意味をなします。行動目標は、達成すべきことやTo Doリストと近い意味を持つため、生産性や活動性を高め、目標達成度を上昇させるのです。

3　段階的なゴール・セッティング

希望や夢には、基本的にそれを達成するための段階的な計画がありません。しかしながら、効果的なゴー

表9-1　ゴール・セッティング・シート

	人生の目標	仕事の目標
夢のような目標		
最低限度の目標		
一生の目標		
10年後の目標		
2年後の目標		
1年後の目標		
半年後の目標		
今シーズンの目標		
今月の目標		
今週の目標		
今日の目標		

ル・セッティングをする人は、ゴールに到達するまでの段階的で具体的な基準を設定します。

よく行われる簡易的な方法が、短期目標、中期目標、長期目標のように、ゴールを三段階に分ける方法です。ダイエットの例では、短期目標として「この一週間で二回、一回約三十分のジョギングをする」という目標を立てます。中期目標では「三ヵ月で筋力を増強させ、体脂肪率を三％低下させる」という目標にします。長期目標として「六カ月でマイナス五kg減量する」という目標にします。つまり、段階的なゴール・セッティングによって、目標達成のための道筋を具体的に立てる作業をします。

他には、表9-1のようなゴール・

セッティング・シートを活用することもあります。表の一行目には，仮に「人生の目標」と「仕事の目標」と入れていますが，これを「食生活の目標」「営業上の目標」「新しい企画に関する目標」など，自分が達成すべき目標に書き換えて活用します。このようなシートでは，まずは一番上の夢のような目標を書きます。その後，一番下の今日の目標から上に向かって記載していき，最後にスモールステップの最初の一歩である，最低限度の目標を記載します。先に述べた行動目標で書き入れます。実際にこのようなシートを書いてもらうと，具体的なプランが頭の中にある方は，五分以内でこの表に具体的なプランを書き上げることができます。

段階的なゴール・セッティングをするには，考える時間も必要です。ふだんよりも時間があるときに行うことをお勧めします。

4　センサリング技術を用いたセルフモニタリング

センサリングは，センサーを利用して音，温度，行動などを計測することを言います。センサリング技術は，セルフモニタリングと強く結びついています。身近にあるセンサーとして，スマートフォンに組み込まれた歩数測定があります。センサリングによって測定された歩数は，標準でインストールされたアプリでモニタリングすることができます。

歩数をセンサリングするアプリは，『Pokemon GO』などのアプリと連動して，楽しみながら歩数をモニタリングすることができます。それだけでなく，歩数を増加させ，私たちの活動範囲を広めることにも寄与しています。

5　セルフモニタリングによる自信の高まりと生産性・活動性

さて、このセルフモニタリングについて、センサーを用いながら健康度といきいき度を高める例を紹介します。

皆さんがよくご存じのツールで、歩数をセンサリングする歩数計を用いた方法です。専門的にはペドメーター介入（pedometer intervention：PI）と言います。設定されるゴールは、推奨値の一万歩となります。図9-1は、PIの実施前一週間（非モニタリング）と、実施中一週間（モニタリング）の平均歩数を示しています。PI実施前の歩数カウントは、加速度計付き歩数計の非モニタリング機能を活用して実施します。この非モニタリング機能というのは、歩数計はつけているものの、モニタリングを行えないようにする機能で、主に研究で使われています。この非モニタリング期間の成人二十九名の平均歩数は、約八千歩です（天候の影響を相殺するため、各者の計測時期は別に設定）。

ゴール・セッティングを行ったうえで、PIを開始すると、それ以外に特に何もしなくても、一千歩以上、歩数が上昇します。歩数のセルフモニタリングによる身体活動量の上昇は、海馬の歯状回（dentate gyrus）というエリアの神経細胞新生を誘発することがわかっています。つまり、身体活動量を増やすことによって、学習や記憶能力が向上するのです。図9-2はマウスを用いた動物実験ですが、運動開始から約一カ月時点以降で、歯状回の活動性が高まります。

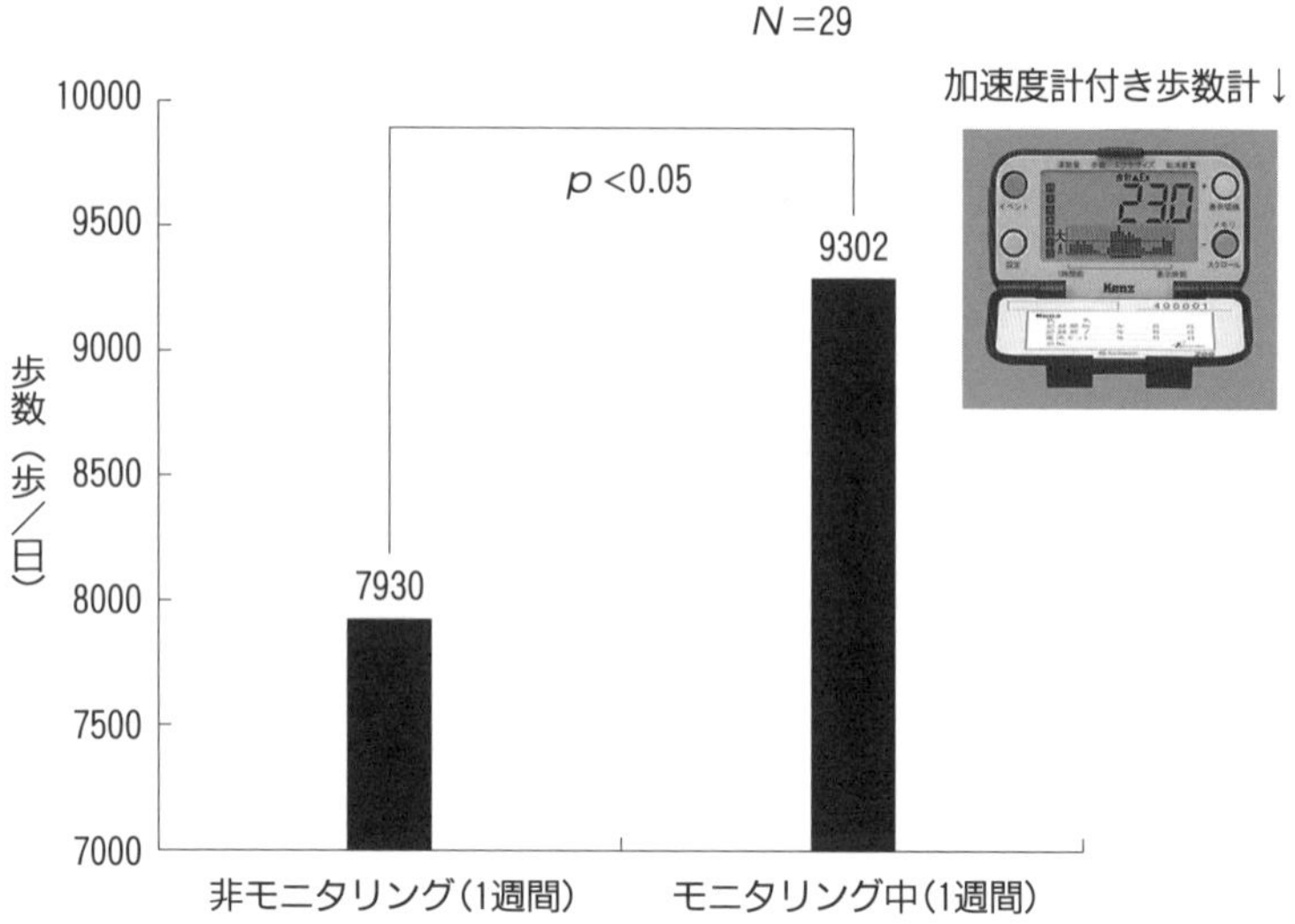

図 9－1　PI による身体活動量の上昇（Tayama et al., 2012）

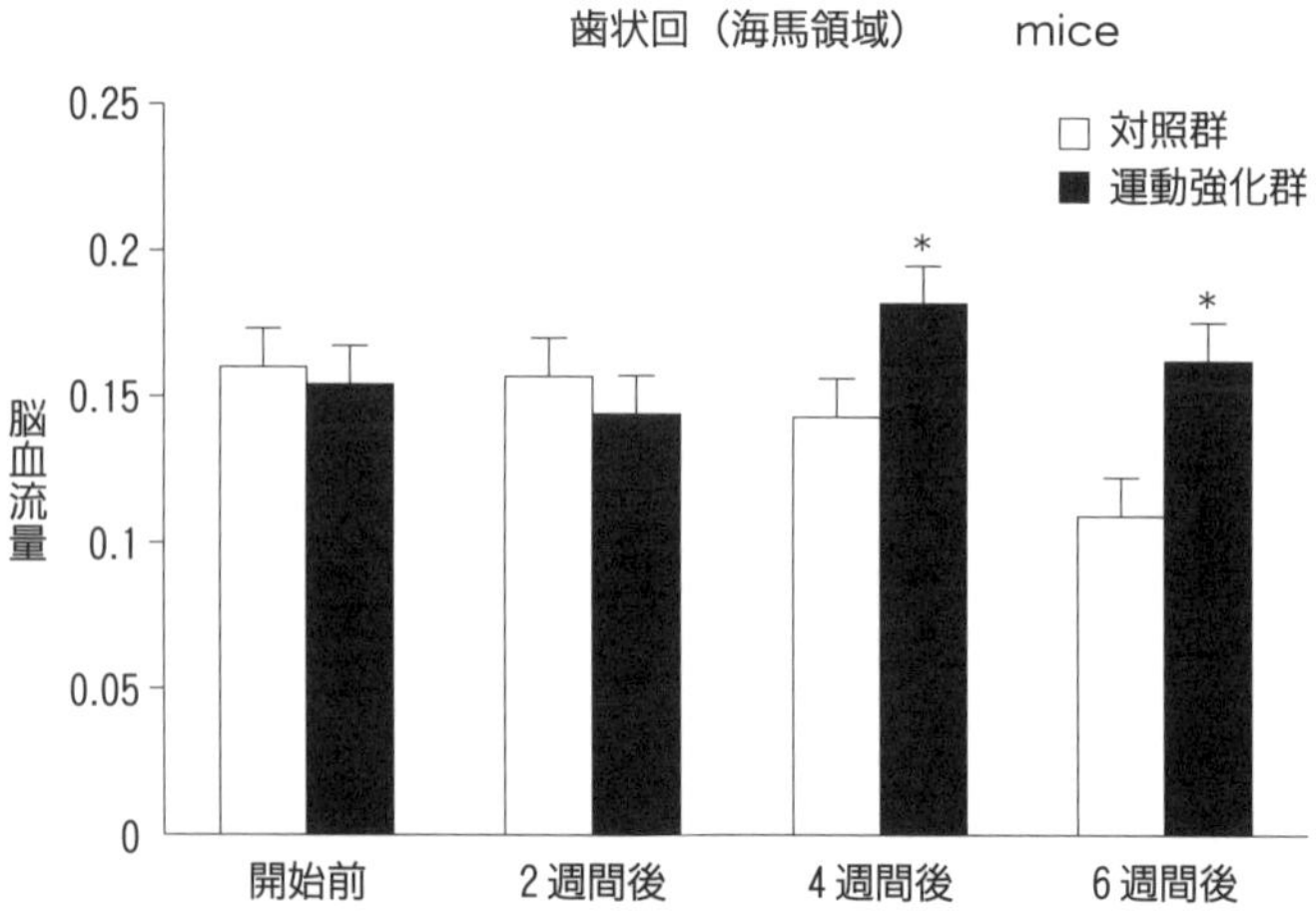

図 9－2　運動に伴う歯状回の神経細胞新生（Pereira et al., 2007）

ヒトに話を戻しますが、ＰＩには、運動量の上昇や海馬機能の向上ばかりではなく、自信を上昇させたり、無気力感を低下させたりする心理的効果（Tayama et al., 2012）があります。このような心理的効果は、海馬を含む脳機能の向上により生じる効果です。

6　セデンタリー行動

座って行う仕事のことを、セデンタリー行動（sedentary behavior）と言います。現代の日本では、座って仕事をする労働者が多いことがわかっています。座って仕事をすることは、腰を据えて売り上げのデータと向き合ったり、新しい戦略をじっくり練ったりする場合には、必要不可欠な行動です。しかしながら、このセデンタリー行動は、記憶形成の阻害要因になることがわかっています。これは、先述した運動と海馬の関係が関与しています。座位時間が長くなると運動量が少なくなるため、海馬での細胞新生が起きにくくなると考えられます。

日本人労働者に多いセデンタリー行動は、記憶を中心とした認知機能の低下のほかにも、がん、糖尿病、肥満、循環器疾患、呼吸器疾患のリスクファクターになることが知られています。

二〇〇〇年以降、わが国では運動施策が推進されています。二〇一三年には、健康づくりのための身体活動基準・指針が策定されましたが（厚生労働省 2013）、この指針では、一定量・時間の運動やエクササイズが推奨されています。センサリング技術を用いた歩数のセルフモニタリングは、認知や身体の正常化のためにも、極めて重要な方法の一つであると思われます。

7　実践にあたってのポイント

あなたの職場の労働者は、セデンタリー行動をどのくらいの時間、行っているでしょうか。目安としては、一日六時間以上座って仕事をしている場合には、認知機能や身体に悪影響があると考えてください。引きこもりの子どものなかには、一日の歩数が一千歩未満の子どもがいますが、概して彼らの学力は低下しています。

デスクワークが多い労働者には、スマホを利用した歩数のセルフモニタリングを一カ月試してみましょう。一カ月間のモニタリングであっても、ほとんどの方で身体活動量は必然的に増えるので、心身両面の健康向上が見込まれます。

身体活動量に着目したセルフモニタリングによって生産性や活動性を高めるためのポイントは、以下の二点です。本文中でも紹介しましたPIはとても簡単で、手間暇がかかりませんし、ポイントも明確です。

❶　歩数の目標設定をする（疾患や障害などで運動制限がなければ一日に一万歩）。
❷　歩数のセルフモニタリングを実施する。

私たちは、歩くことでいろいろな物事から刺激をもらいます。歩くことでさまざまな物が目に入りますし、匂いや音も感覚器を通して、私たちの脳を刺激します。脳を刺激することは、脳の活性化につながります。また、身体活動量をセルフモニタリングすることによって、労働上の生産性が向上します。身体活動のセルフモニタリングで向上する心理面の自信は、職場での活動全体を支える原動力となるはずです。

【文献】

厚生労働省（2013）「運動施策の指針――健康づくりのための身体活動基準2013」［https://www.mhlw.go.jp/content/000306883.pdf］（二〇二〇年二月二十九日確認）

Pereira, A. C., Huddleston, D. E., Brickman, A. M., Sosunov, A. A., Hen, R., McKhann, G. M., Sloan, R., Gage, F. H., Brown, T. R., & Small, S. A.（2007）An in vivo correlate of exercise-induced neurogenesis in the adult dentate gyrus. *Proceedings of the National Academy of Sciences of the United States of America,* **104**(13), 5638-5643.

Siddarth, P., Burggren, A. C., Eyre, H. A., Small, G. W., & Merrill, D. A.（2018）Sedentary behavior associated with reduced medial temporal lobe thickness in middle-aged and older adults. *PLoS One,* 13(4):e0195549. doi: 10.1371/journal.pone.0195549. eCollection 2018.

Tayama, J., Yamasaki, H., Tamai, M., Hayashida, M., Shirabe, S., Nishiura, K., Hamaguchi, T., Tomiie, T., & Nakaya, N.（2012）Effect of baseline self-efficacy on physical activity and psychological stress after a one-week pedometer intervention. *Perceptual and Motor Skills,* **114**(2), 407-418.

column 10

人生最悪の事態は成長のチャンスです！
——心的外傷後成長をもたらすには

【原　雄二郎】

introduction

どんなにいきいき働き、順調に生きている人にも、ある日突然、最悪な事態が襲ってくることがあります。大きな病気に見舞われたり、危機的な事件に遭遇したりするかもしれません。もしかすると、これまでそのような経験をお持ちの方もいらっしゃるのではないでしょうか。そんなとき、つらく悲しい気持ちになるのが当然ですよね。場合によっては、うつ病になってしまってもおかしくはありません。ところが、同じように危機的な状況に陥っても、そこから何かを得て、うまく切り抜けられることがあるのです。この心的外傷後成長と言われる現象について、今回はお伝えしたいと思います。

1　心的外傷後ストレス障害（Post-Traumatic Stress Disorder：ＰＴＳＤ）

筆者の外来診察や産業医面談の経験では、大きな災厄に見舞われてうつ状態を呈したり、うつ病を発症してしまったという方は、決して珍しくはありません。自身が癌になってしまったり、身近な人を亡くしたり、突然勤務先が倒産してしまった人、投資で一文無しになった人、傷害事件の現場に出くわした人、人身事故を目撃した人などなど、それこそ枚挙に暇がありません。

そういった人々は、基本的にはうつ状態を呈して医療者に助けを求められるのですが、その後の経過は千差万別です。時の経過とともに回復する人、長引いてしまう人、悪化してしまう人。以前からこれらの違いはどこにあるのか、疑問に感じていました。その答えの一つがこれからご紹介する「心的外傷後成長（post traumatic growth：ＰＴＧ）」です。ＰＴＧについて見ていく前に、よく似た言葉の「心的外傷後ストレス障害（Post-Traumatic Stress Disorder：ＰＴＳＤ）」について述べたいと思います。

（1）ＰＴＳＤの診断基準[*1]

ＰＴＳＤは精神科領域の診断名で、精神科の国際的な診断基準の一つであるＤＳＭ－５では、以下のように診断基準が定められています。

＊1　診断基準については、American Psychiatric Association（2013／邦訳 2014）をもとに著者がアレンジしました。

A　心的外傷的出来事（実際にまたは危うく死ぬ、重傷を負う、性的暴力を受ける出来事）への暴露（直接体験する、目撃する、など）。

B　心的外傷的出来事の後に始まる、その心的外傷的出来事に関連した症状（苦痛な記憶、苦痛な夢、など）。

C　心的外傷的出来事に関連する刺激を持続的に回避すること、回避する努力をすること。

D　心的外傷的出来事に関連した認知と気分の、ネガティブな変化（心的外傷的出来事の重要な側面が思い起こせない、自分自身や他者、世界に対する持続的で過剰に否定的な信念や予想、ゆがんだ認識、他者から孤立している感覚、愛情などポジティブな感情を感じられない、など）を認める。

E　心的外傷的出来事と関連した、覚醒度と反応性の著しい変化（怒り、攻撃性、自己破壊的行動、睡眠障害、など）を認める。

F　障害（基準B、C、DおよびE）が一カ月以上持続している。

G　その障害は、臨床的に意味のある苦痛、または社会的、職業的、または他の重要な領域における機能の障害を引き起こしている。

H　その障害は、物質（医薬品またはアルコール）または他の医学的疾患の生理学的作用によるものではない。

この診断基準に合致するようなケースをお示しします。

（2）PTSDのケース

甲さんはこれまで大きな病気をしたことはなく、これといった薬は飲んでいません。飲酒は機会があれば飲む程度で、一回の量もそれほど多くはありません。

ある日、甲さんが仕事の打ち合わせに行くため駅のホームで電車を待っていると、目の前に並んでいた人が突然入ってきた電車に飛び込んでしまい、衝突の瞬間を目撃してしまいました。それからというもの、甲さんはたびたびその場面を瞬間的に思い出したり、夢に見るようになりました。そのうち、電車には乗れなくなり、駅にも行けなくなってしまいました。次第に、通勤時に着ていたコートなどを見ると気分が悪くなり、会社にも行けなくなり、コート類はすべて処分してしまいました。

やがて、外の世界が怖くなって、居場所がないように感じるようになりました。家族や友人が声をかけても拒絶し、「どうせ私のことはわからない」などとヒステリックに怒鳴ったり、感情をむき出しにして泣き出したりすることもありました。ひどいときにはリストカットをして、救急車で運ばれることがありました。

甲さんは一カ月以上もこのような状態が続いており、家族は途方にくれ、精神科に相談に行くことにしました。

2　心的外傷後成長

このような悲惨なケースに遭遇しても、場合によってはポジティブな変化をもたらすことがあります。それが「心的外傷後成長（PTG）」です。PTGは他にも、「ストレス関連成長」や「逆境下成長」という呼び方もあります。いずれにしても、ここでは、「心的外傷後に起こるポジティブな変化」のこととお考えください。

ここからPTGについて述べていきますが、心的外傷的出来事の後に成長がもたらされることがあるのはそのとおりですが、いかなる心的外傷的出来事を肯定するということではありません。そのような出来事を経験しないと成長しない、成長のためにそのような出来事が必要だということではなく、不幸にしてそのような出来事に遭遇してしまった際に、どのようなことがその人の回復・成長につながるか、という視点で紹介をしたいと思います。

さて、以前よりPTGは、慢性疾患、災害、性被害といったさまざまな局面の後に引き起こるポジティブな変化として、研究報告がなされてきました。これらの出来事を乗り越えた人々は、自分自身が強くなったように感じ、自信が深まります。他者への共感性が高まったり、日々の当たり前のことに感謝を覚えるようになることもあります。

たとえば、それまで病気にかかったことがなく、日々仕事に忙殺され、家族を顧みる余裕がなく過ごしていた人が、ある日突然癌を宣告され、長い闘病生活を送るうちに、自身を支えてくれていた家族の存在に気がつき、感謝の念を強くする、というようなイメージです。またある人は、車の多重事故に巻き込まれ、命に危険が及ぶ出来事を経験しましたが、とっさの判断で車外に逃げ、最悪の事態を逃れたという体験をした後に、危険な出来事の最中に冷静に対応ができたと強く感じ、自信がつき、以前であれば慌てるような場面でも冷静に物事に取り組めるようになるかもしれません。

また、ＰＴＧは研究の対象というだけではなく、さまざまな宗教や哲学でも、苦しみのなかにポジティブな側面を見出すことが説かれています。読者の方々も、そのような経験をお持ちの方が多くいらっしゃると思います。

そうすると、次には疑問が湧いてきます。いったい、どうしたら逆境を成長につなげることができるのでしょうか。ヘルゲソンら（Helgeson et al., 2006）が行ったレビューでは、いろいろな要因との関連が明らかとなりました。

一つには、ＰＴＧの調整要因として、心的外傷の原因となる出来事が起きてからの時間と関係があることが明らかとなりました。大変な出来事に巻き込まれた人に対し、よく「時間が解決してくれるよ」と声をかけることがあると思いますが、実際、心的外傷後からの経過が長いほうが、良いアウトカムに結びついている傾向が見られました。

人は何かが生じると、それを理解しようと努めます。最初のショックから時が経つと、自分の人生を流れとしてとらえ直す（あのとき、あの試練があったから、今があるのだと考える）というような、いわゆる「認知再構成」が生じてきます。それによって自らの価値観が変わったり、考え方も変化するかもしれません。当然、そのような変化が出来事から数日で起こるとは考えにくく、そのために時間が必要だと考えられます。

その他の要因に目を向けると、他覚的・自覚的ストレスの高さがＰＴＧと関連していました。もし、人々がより厳しい試練に遭遇した場合は、ＰＴＧを遂げるチャンスがより大きいというわけです（くどいようですが、ＰＴＧのために厳しい試練が肯定される、ということではありません）。

さらに、性格では、楽観的、信仰深いという性格がＰＴＧと関連をしていた一方、神経質とは関連がありませんでした。物事の良い側面を見るというのが楽観的な性格の特徴の一つですから、ＰＴＧとの関連は納得ができます。ＰＴＧはスピリチュアルな成長を含みますので、信仰深さと関連を持っていても不思議ではありません。

人の対処（コーピング）行動のうち、「ポジティブな再評価（positive reappraisal）」「受容」「否認」のいずれも、関連が明らかとなりました。なかでも一番効果が大きいのは、「ポジティブな再評価」でした。「受容」とは、その出来事を受け入れるということですが、完全に受け入れるということは難しいかもしれません。逆に、まったく受け入れることができないということは、持続的に刺激を受けているということになりますので、先に挙げたＰＴＳＤの状態に当てはまると言えます。

「否認」とは、そのこと自体をなかったこととしてとらえたり、頭の中でその出来事に関する考えを認めない、考えないといったことですが、一時的には効果が期待できます。ただ、その出来事に関することをすべて消し去ったり、その出来事から受ける影響をすべて排除することは通常は困難ですから、無理が重なると爆発してしまうかもしれません。たとえば、幼少期に親から虐待を受けていた人が成人した後、ちょっとしたことをきっかけに不安定な情緒障害を起こしたり、抑うつ状態を繰り返したりするというようなケースが考えられます。

一番効果が大きいと言われる「ポジティブな再評価」は、物事の良い面を探すというプロセスを指します。ＰＴＳＤでは、心的外傷的出来事が生じた後に繰り返し恐怖の場面を想起したり、その恐怖が強まったりしてしまうのですが、ＰＴＧの文脈で出来事に対する認知再構成を考える際には、示唆に富んだ結果であると言えます。つまり、ある心的外傷的出来事を経験した後、ある一定の期間が過ぎる間に、その出来事に対して何かしらポジティブな評価をした場合は、ＰＴＧをもたらす可能性が高まるということです。

たとえば、一歩間違えば死に至るほどの大怪我を負った労働災害に遭遇した人が、数年経過する間に、「自分の事故があったお陰で危ない作業が見直されたり、安全装備が用意され、労働災害の発生が減った」と自分のなかで再評価を行うことで、自分の存在意義を強く感じた、というようなケースが考えられます。性格傾向などはすぐに変えることは難しいと思いますが、このようなポジティブな再評価は意識的に取り組むこともできるため、意識してポジティブに再評価をすることでＰＴＳＤへの移行を防いだり、ＰＴＧをもたらす可能性があるかもしれません。

このような予防や介入といった文脈でいうと、災難の渦中にある人々に対する介入が知られています。たとえば、クルーズら（Cruess et al., 2000）が、初期の乳がんに対する認知行動療法的ストレスマネジメント介入を行った研究では、介入群ではＰＴＧが増え、体内のコルチゾール（通常、ストレスが高まると上がる物質）が下がったという結果が出ました。また、ボウワーら（Bower et al., 1998）のＨＩＶ患者に対する研究では、認知プロセス（意図的、努力して、長時間死について考える）に参加した群では、ＣＤ４（免疫細胞の一つで、ＨＩＶ感染により細胞数が下がると症状が出る）の急激な減少や、ＨＩＶ関連死の率がより低かったことが明らかとなりました。つまり、認知に働きかける介入は、単に心理的な効果だけではなく体内での生理的な効果も生み出し、場合によって余命にも影響があるということが示唆されたのです。

それでは、冒頭のケースがＰＴＧを遂げたとしたらどのようになるか、見てみましょう。

（1）PTGを遂げたケース

甲さんはこれまで大きな病気をしたことはなく、これといった薬は飲んでいません。飲酒は機会があれば飲む程度で、一回の量もそれほど多くはありません。

ある日、甲さんが仕事の打ち合わせに行くため駅のホームで電車を待っていると、目の前に並んでいた人が突然入ってきた電車に飛び込んでしまい、衝突の瞬間を目撃してしまいました。それからというもの、甲さんはたびたびその場面を瞬間的に思い出したり、夢に見るようになりました。そのうち、電車には乗れなくなり、駅にも行けなくなってしまいました（ここまでは冒頭のケースとまったく同じです）。

もともと特定の信仰は持たない甲さんですが、「なぜ私ばかりこんな目に遭うのか、神様なんて信じない」と思ったものでした。最初は受け入れられず、何かの間違いだったと考えていました。また、周囲の友人や兄妹が心配して時折声をかけてくれましたが、拒絶をしていました。

そんな日々を過ごしていたある日、ふと見たブログの一節にあった、「世の中に意味の無いことはない」という文章が目に飛び込んできました。その一節が頭に残り、時が経つにつれ、「こんな大変な目に遭ったのは、何か意味があったのかもしれない」と考えるようになりました。

当初は疎ましいと感じていた周囲の声かけが、次第に心地良く、有り難いように感じられるようになり、ある晩、友人の温かい言葉にあふれる涙を抑えることができませんでした。友人はその晩、いつまでも甲さんを励まし続け、その言葉の一つ一つが甲さんの癒やしになりました。

事件から三年が経った今では、周囲の人たちの有り難さ、今あるなんでもない日常への感謝を日々感じながら生活し、直後に起きていた症状が出てくることはほとんどなくなりました。

3　実践のポイント

（1）時が経つのを待つ

受け入れがたい災難が生じた場合、つらい状況も、時間が経てば折り合いがつけられるようになる可能性が高まります。一瞬一瞬がとてもつらく、時が止まっているように感じられるかもしれませんが、その一瞬一瞬を必死にやり過ごしていると、いつしか時は流れていきます。

【例】

乙さんは一年前、父親を亡くしました。高校生のとき、安定志向の父親とは進路のことで特にぶつかり、ひどく反抗をしていました。高校卒業後、逃げるように実家を出て就職をし、それ以降、めったに会うことはなくなりました。

亡くなる一ヵ月ほど前、父親から「出張で近くまで来たから食事でもどうだ」と電話が来ましたが、ちょうど忙しかったこともあり、断ってしまいました。その後、突然、脳卒中を起こし入院をしたと、知らせが入りました。見舞いにも行かなかったのですが、肺炎を合併して危篤状態との報を受け、病院にあわてて駆け込むと、父親は虫の息でした。父親は麻痺の残る口調で、息も絶え絶え、「お前のことをわかってやれず申し訳なかった」と言いました。その直後、父親は言い残したことがないと安心したかのように他界しました。

それからの乙さんは、どうしようもない強い喪失感と後悔の念で、日々、つらい気持ちで過ごしていました。少しずつ日常生活を取り戻してきましたが、ふとした拍子に涙が出て止まらなくなったり、楽しい気持ちを感じると罪悪感を覚えたりしていました。
四十九日の法要の後から、休みのたびに母親と妹と会って、父親の話をするようになりました。自分の知らない父親のエピソードを聞いたりしているうちに、一周忌が過ぎた頃にはつらさは減り、寂しさはあるものの、時折父親の愛情を思い出しながら生きていくことができるようになってきました。

（2）ポジティブな側面を探す

ショックを受けた出来事について考える際には、意識してポジティブな側面に目を向けましょう。悪いことばかりではなく、きっと、自身の成長に役立つ何かがあるはずです。最初は見つからなくとも、諦めずに探し続けてください。

【例】

丙さんは三年前、自宅に帰る際に車の多重事故に巻き込まれ、大怪我をするという事件の被害者になりました。思い出したくもない過去なのに、警察に事情聴取をされたり、長く続く裁判で繰り返し思い出させられ、そのたびにつらい思いをしています。なぜ自分だけが理不尽な思いをしなくてはならないんだろうと感じ、すれ違う人が楽しそうにしていると無性に腹が立ち、すべてを壊したくなる衝動に襲われるようになりました。また、世の中から隔絶されているようで、孤独を感じています。周囲の人から声をかけられても、「私の気持ちなんてわかるわけがない」と拒否をしてしまいました。家にいても恐怖を感じ、外に出ると孤独や怒りを感じ、だんだんと精神的にも不調になっていきました。もういっそのこと薬をたくさん飲んで死んでやろうと思い、精神科を受診しました。

主治医は温厚そうな人でしたが、「人の気も知らずに上から目線で言ってくるんだろう」と思い、なかば喧嘩ごしに、「どうせ私の気持ちなんてわからないんだから、薬だけもらえませんか！ダメなら他のところに行きます！」と告げたところ、主治医からはとんでもない話が出てきました。実は、その医師は自動車事故の被害者で、自らも大怪我を負い、一緒にいた大切な家族を亡くしていたのです。丙さんは思わず、診察の最後に、「なぜ先生はそんなつらい思いをしているのに、人のつらい話を聞く仕事が続けられるんですか。私ならできるだけ避けたいと思う」と聞いたところ、主治医は「さあ、何と言いますか、それが自分の使命かなと。確かにつらい体験をして、人様の話を聞くのもつらくなりますが、そんな自分だからわかってあげられる、心を開いてくれる、そういう部分があると思うのです」と答えました。

丙さんは、処方された薬を大量に飲むことはせず、治療を続けることにしました。通院を続けるうちに症状は軽くなっていき、医師の述べた言葉が頭の中で意味を持つようになるのを感じました。次第に「理不尽な出来事だったが、それを経験した自分だからできることがある」と感じるようになり、交通事故被害者をケアするボランティアをすることを決意しました。

（3）認知を変えると成長のみならず、体内でも変化があることを認識する

こうした認知に働きかける取り組みは、心的外傷後の成長をもたらすだけではありません。心理面のみならず、身体にも実際に変化を生じ得るということを、忘れないでいてください。

表10-1　代表的なストレス反応

分類	具体的な反応の例
心理面	気分が落ち込む，元気が出ない，イライラする，疲労感，不安，些細なことが気になる，落ち着かない，出来事と関連することを避ける，光景がよみがえる，周囲にベールがかかったように感じる，悲しくてたまらない，涙が止まらない，何も手につかない，集中することができない，興味がわかない，楽しくない，自分を強く責める，無力感を感じる，自信を失う，など
身体面	ドキドキする，血圧が上がる，過呼吸，胃腸の調子が悪い，寝付けない，途中で目が覚める，早朝に目が覚める，免疫力低下，食欲が低下する，頭痛，冷や汗，など
行動面	仕事がはかどらない，満足感が得られない，飲酒・喫煙が増える，浪費，人を避ける，自暴自棄な行動，など

（4）専門家の手を借りる

つらすぎてどうにもならないときは、医療や心理（認知行動療法）の専門家の助けを求めることも有効です。不眠や不安などの一部の症状が軽くなるだけでも、ずいぶんと前向きに考えられる可能性があります。また、メンタル面は自分での評価が難しいこともありますので、もし、ショックな出来事を経験した後に、いつもの自分と違う何か（ストレス反応）を認めた際には、できるだけ早く専門家への相談を検討してみてください。受診したからといって薬を必ず出されるわけではありませんし、直ちに治療とならずとも、専門家に客観的評価をしてもらったうえで対応策を考えることができます。

【例】

丁さんは三カ月前に、三十年以上寄り添った夫を亡くしました。それからというもの、時々睡眠がうまくとれなくなり、酒を飲んで無理やり寝るようになりました。それでもだんだんと眠りがとれなくなっていきました。そのことを娘に相談したところ、専門家に相談をしたほうが良いと言われ、一緒に精神科を受診しました。診察した医師は、不眠を放置するとうつ病などの本格的な病気に悪化してしまう可能性があることと、飲酒による睡眠は望ましくないことなどを説明し、眠れない時用に睡眠薬を処方してくれました。丁さんは週に二、三回ほど、睡眠薬を飲んで寝るようになりました。最初は薬を使って寝ていましたが、次第に自然と睡眠がとれるようになり、通院は半年ほどで終了しました。

最後に、自分や周囲の人が気がつきやすい代表的なストレス反応を、表10-1に挙げておきます。また、実践のポイントは、以下のとおりです。

❶ 時が経つのを待つ。
❷ ポジティブな側面を探す。
❸ 認知を変えると成長のみならず、体内でも変化があることを認識する。
❹ 専門家の手を借りる。

4　おわりに

人生には本当にいろいろなことが起きますね。もちろん、そのような出来事は簡単に乗り越えることができるものではありませんが、そのような境遇にいらっしゃる方、周りでサポートされる方に、本コラムが少しでも参考になれば幸いです。

【文献】

American Psychiatric Association. (2013) *Diagnostic and statistical manual of mental disorders, 5th edition*. American Psychiatric Association.（日本精神神経学会監修／高橋三郎・大野裕監訳〈2014〉『DSM-5 精神疾患の診断・統計マニュアル』医学書院、二六九-二七二頁）

Bower, J. E., Kemeny, M. E., Taylor S. E., & Fahey, J. L. (1998) Cognitive processing, discovery of meaning, CD4 decline, and AIDS-related mortality among bereaved HIV-seropositive men. *Journal of Consulting and Clinical Psychology*, **66**(6), 979-986.

Cruess, D. G., Antoni, M. H., McGregor, B. A., Kilbourn, K. M., Boyers, A. E., Alferi, S. M., Carver, C. S., & Kumar, M. (2000) Cognitive-behaviol stress management reduces serum cortisol by enhancing benefit finding among women being treated for early stange nreast cancer. *Psychosomatic Medicine*, **62**(3), 304-308.

Helgeson, V. S., Reynolds, K. A., & Tomich, P. L. (2006) A meta-analytic review of benefit finding and growth. *Journal of Consulting and Clinical Psychology*, **74**(5), 797-816.

column 11

センサを用いた労働者の健康管理と環境改善

【荒川　豊】

introduction

『働き方』に対する意識改革の高まりとともに、労働者の健康管理や職場環境の改善が、企業にとって必要不可欠な取り組みとなっています。本コラムでは、情報科学、特にIoT（Internet of Things）の立場から、職場環境を対象とした次世代の健康管理に関する三つの取り組みを紹介します。センサやAIといった最新技術を活用することで、定期的に定量的なデータの計測を実現するとともに、対話を通じた行動変容を促していくことができます。

1　情報技術を用いた健康管理への期待の高まり

二〇一四（平成二十六）年に施行された改正労働安全衛生法により、労働者五十名以上の事業者に対して、医師、保健師等による心理的な負担の程度を把握するための検査（ストレスチェック）の実施が義務づけられました。この背景には、精神障害を原因とする労災認定件数が増加したり、有名企業において過度な残業を苦にした自殺が発生したりということがありますが、二〇一六（平成二十八）年「労働安全衛生調査」（実態調査、厚生労働省）においても、いまだ五九・五％の労働者が、仕事や職業生活に強いストレスを感じていることが明らかになっています。

そして二〇一九（令和元）年は、働き方改革元年として、時間外労働の上限遵守や有給取得の義務化といった、強制力の強い労務管理が始まりました。しかしながら、いきいきと働くという観点では、時間や休日が多少変わったところで本質的な変化はないように思えます。仕事量が変わらないなかで出勤できなくなると、むしろストレスが増す可能性もあり、根本的には仕事の内容や仕方までさかのぼって変えていく必要があると思います。

同時に、なぜこうした形骸化した施策ばかりが打ち出されるのかも、考えていく必要があります。話は変わりますが、ウエスト八十五cm（女性九十cm）以上はメタボリックというのも同じで、体格も違うのになぜかこのような一意の数値に基づいた施策となっています。おそらくですが、簡単に数値化できる尺度のほうがわかりやすく、管理しやすいからだと思います。

その結果、労務管理においては、数値化できる尺度として勤務時間や日数が用いられます。理想論を言えば、労働者自身が自分の体調や労働状況を理解し、主体的に休みを取り、いつもいきいきと働ければ良いということになります。そのためには、会社が、特定の労働者に負担がかからないようにしたり、労働者が休みを取りやすい環境を作っていくことが前提となります。同時に、時間や日数以外の尺度で、自身の体調や労働状況を把握するツールがあればなお良い、ということになります。そこで、情報科学分野の立場から、昨今発達著しいセンサや人工知能の話と、そうした技術に基づいた新たな健康管理、そして情報技術による健康改善に関して解説したいと思います。

まず、最近のセンサ技術について紹介します。近年、Apple Watch や Fitbit など、ウェアラブルと呼ばれる電子デバイスが普及しています。こうしたデバイスは、時計やスマートフォンの通知を表示するだけではなく、さまざまなセンサを内蔵しており、歩数や心拍数といった生体情報もセンシング可能になっています。さらに、そうしたセンサを使い、睡眠状態を測ることもできるようになっています。まだ実験用途ですが、ストレスと関係する皮膚温度や皮膚電位なども計測可能なデバイスも市販されており、今後民生用の機器にも普及していくことが期待されます。このようなセンサの利点として、①継続的なモニタリングが可能であること、②データの蓄積が容易であること、③定量的な数値が得られることが挙げられます。

①に関しては、通信や計測に必要なチップの低消費電力化が進んだ結果、歩数だけであれば充電なしで一年間計測できるデバイスや、一回の充電で二週間以上、心拍を計測できるデバイスなどが広がっています。また、一昔前は、胸に電極を取り付けるチェストベルトを用いる心電式が主流でしたが、今では手首で測る光学式の脈波計が広がっており、手軽に計測できるようになっています。

②に関しては、それぞれのデバイスに対応するスマートフォン用アプリケーションとクラウドサービスが提供されており、日々データが蓄積されていくとともに、API（Application Programming Interface）を通じて、他のアプリケーションから自身のセンシングデータにアクセスし、利活用することが可能になっています。

③に関しては、当たり前ですが、自身の活動が、歩数、平常時心拍、階段の昇段数、睡眠時間、睡眠ステ

ージごとの時間など、さまざまな数値がデータ化されます。

次に、昨今の人工知能技術（Artificial Intelligence：ＡＩ）について紹介します。ＡＩとは、簡単に言うと膨大なデータを分類する、あるいは識別するアルゴリズムのことを指します。コンピュータの処理能力が大幅に向上したことで、膨大なデータを学習したり、そのなかから対象となるものを抽出したりといったことが高速化し、さまざまなところで利用されるようになっています。

識別するアルゴリズムを考える場合、どことどこに着目すればよいかという情報を与える必要があります。たとえば、人の顔を識別する顔認証の場合、両目の距離や眉と目の距離、口の大きさ、輪郭、さまざまな顔の特徴が用いられ、より適切な特徴を考えることが研究対象となってきました。しかしながら、深層学習（Deep Learning）の実現により、どういった特徴をとらえるかということを人間が指示せずとも、膨大なデータのなかからプログラムが自動的に特徴を考えてくれるようになり、識別性能が飛躍的に向上しました。

以降では、こうしたセンサ技術と人工知能技術を組み合わせて、労働者の労働状態やストレス状態を計測する研究や、健康的な行動を促すシステムに関する研究を取り上げ、紹介したいと思います。具体的には以下の三つです。

（1）内面的疲労の認識手法——スマートデバイスを用いた質問票の代替。
（2）肉体的疲労の認識手法——継続的な姿勢モニタリングや適切なセッティングを指南するセンサチェア。
（3）改善手法——人とセンサの対話による職場環境の改善。

2　スマートデバイスを用いた質問票の代替

現在、メンタルヘルスやワーク・エンゲイジメントなどに関する調査は、質問紙調査票をベースとした指標が一般的です。情報化によって、紙ではなくＷｅｂアンケート形式になってきていますが、ストレスチェックの場合、通常は年一回の頻度で行われる調査であるため、調査日前後の仕事状況の影響を受けてしまう「気分一致効果」、思い出して記述することによる「想起バイアス」といった課題が指摘されています。

われわれはそうした質問調査票の欠点を補う方法として、センサと人工知能を用いて同等の調査を行うことができないか、二〇一七年頃から検討してきました（Amenomori et al., 2017）。当初の取り組みでは、ＨＲＱＯＬ（Health Related Quality of Life）に着目し、その調査を行う質問調査票であるWHOQOL-BREFのスコアを、センサと人工知能によって推定できないかと考えました。WHOQOL-BREFは二十六項目の質問を用いて、肉体的健康、心理的健康、社会的関係、経済的および職業的地位などの生活の質を評価する指標ですが、質問に対する回答とその日の行動には、何らかの関係性があるのではないかと考えたからです。

最初の実験ということで、デバイスとしては、高価ながら多数のセンサが搭載されたEmpatica社のE4 wristbandを利用し、同時にスマートフォンでも位置情報データを計測しました。E4 wristbandには、加速度、皮膚電気活動、容積脈波、心拍数、心拍間隔、皮膚体温という六つのセンサが搭載されています。こうした生理的なデータを計測しながら、毎日WHOQOL-BREFに回答するという作業を半年間行い、センサデータと回答の関係性を分析しました。

その結果、相関係数〇・六四六でＨＲＱＯＬの正解値を予測できることがわかりました。また、質問ごとに見た場合、二十六項目のうち、センサによる推定がうまくいく質問とそうでない質問があることが明らかになりました。後者については、従来どおり回答してもらうと仮定し、推定対象から除くと、残りの十七問に対しては相関係数〇・九一二で追従できることになります。また、利用するセンサの数を減らし、安価なデバイスにしか搭載されていないセンサに限定した場合も、精度にそれほど影響が出ないという結果が得られました。

これらの結果に基づき、二〇一九年には、一般的なデバイスであるFitbitを用いて、一般企業六十名の労働者を対象として同様の実験を行いました（Tani et al., 2020）。ただし、参加企業からの要望により、推定対象とする質問票は、ワーク・エンゲイジメント、リカバリー経験、ＤＡＭＳ（Depression and Anxiety Mood Scale）などに変更されています。

ワーク・エンゲイジメントは、仕事に積極的に向かい、活力を得ている状態を評価するものであり、仕事にどの程度熱心に取り組んでいるかを尋ねる質問となります。リカバリー経験は、ストレスフルな体験によって消費された心理社会的資源を、元の水準に回復（リカバリー）させるための行動について質問するものであり、一日の仕事が終わった後の時間の過ごし方について答えるといった内容になります。ＤＡＭＳは、肯定的気分と抑うつ気分、および不安気分の程度を測定するための質問票であり、「はつらつとした」「暗い」「気がかりな」といった気分を表現する言葉について、今の自分の気分にどの程度当てはまっているかを七段階で選択するものです。

実験では、これらの質問を、起床時、九時、十二時、十八時、二十時、就寝時と、一日六回に分けて配信するシステムを開発し、可能な限り手軽に短時間で回答できるように設計しました。しかしながら、一日あたりの延べ質問数は、約百三十問にもなりました。なお、実験に先立ち、一般社団法人医療健康資源開発研究所において倫理審査を実施して承認を受けています。

最終的に実験協力者は、一般企業四社六十名であり、内訳は男性が四十六名、女性十四名でした。年齢分布では、二十代九名、三十代二十名、四十代十八名、五十代十三名となり、単身者は十名と多様な方々に協力いただきました。毎日六回配信される質問に対する全体の回答率は六四・九八％で、特に回答率が高かったのは、就寝直前と起床直後の七七％、七一％でした。

こうして集めたデータを分析した結果の一例として、睡眠とＤＡＭＳの関係性分析について紹介します。前述のとおり、ＤＡＭＳは、抑うつや不安といった内面的な状態を測る質問であるため、前日の睡眠と関係があるのではないかと仮定してデータ分析を行いました。データ分析の詳細は省きますが、今回は極端な状態（上位二〇％と下位二〇％）を推定することを目標とし、前日の睡眠状況（時間および四段階の睡眠ステージの変化等）との関係性分析を行ったところ、抑うつ気分は七七・六％、肯定気分は六一％、不安気分は七五・六％で推定可能であることがわかりました。そして、特に浅い眠りの時間が、抑うつ気分に関連していることを明らかにしました（Fukuda et al., 2020）。

今回の実験では、正解値を得るために質問への回答が必須でしたが、データが多数そろったあかつきには、何も質問に答えずとも、スマートウォッチをつけておくだけで、内面的な状態がわかるようになると考えています。そして、体重計や血圧計のように、労働者自身が自分の状態を手軽に確認できるようになり、そうした情報をもとに、働き方や働く時間を調整していくことが当たり前になる世界が来ることを期待しています。

3　継続的な姿勢モニタリングや適切なセッティングを指南するセンサチェア

この研究は、職場における肉体的な疲労を測ったり、和らげたりする研究の一つです。オフィスワーカーが抱える種々の問題のなかで、座りすぎや、それに起因する腰痛や肩こりという問題があります。二〇一一年にシドニー大学が実施した座位時間に関する調査（Bauman et al., 2011）では、日本人が一日あたり四百二十分（七時間）と、世界で最も長く座っていることが報告されています。それに対して、オフィスチェアメーカは、人間工学に基づく高機能な椅子を数多く販売しています。こうした椅子では、さまざまな部位を動かして体型に合わせることが可能になっていますが、実際のところ、自分の体型に対して、どのような設定が最適なのかを理解して利用している人が少ないというのが現状です。

このような課題に対して、われわれの研究室ではオフィス家具メーカーであるオカムラと共同で、「CENSUS」と呼ぶセンサを内蔵した椅子の開発を二〇一六年から開始（Otoda et al., 2018）し、これまでいくつかの椅子を試作してきました。そして、最新のCENSUSは、二〇一九年七月から、「Point 0 Marunouchi」というコワーキングスペースにおいて常時、一般利用できるようになっています。

今回は、最新バージョンのCENSUSについて紹介します。

この椅子は、オカムラの代表的なオフィスチェアである「シルフィー」をベースとし、①椅子の状態（各種設定）と、②座っている人の状態（姿勢）を、同時に計測することが可能になっています。外観や座り心地を保ったまま、なんと二十個のセンサと通信基板、そしてバッテリが組み込まれています。

姿勢のセンシングが可能な椅子は、われわれの研究室以外にも多数研究例がありますが、椅子や肘掛けの高さや座面の奥行き、バックカーブアジャストの状態など、レバー操作によって調整可能な部位の状態をセンシング可能な椅子は、世界で初めてだと思われます。

就業中の姿勢は、オカムラの過去の調査によって、五十四通りの分類がなされています。われわれの研究では、そのうち上半身のパターン十八通りを対象とした姿勢認識を行ってきました。具体的には、体幹に関して前傾・直立・後傾の三通り、臀部の位置に関して奥座・前座の二通り、左右の偏りに関して、右・中央・左の三通りの組み合わせとなります。これらを、座面および背面に内蔵した圧力センサを用いて識別します。前述した内面的疲労の認識と同様に、十八通りの姿勢ごとにデータ計測を行い、人工知能にパターンを学習させていきます。なお、椅子にはさまざまな人が座ることを想定し、身長や体重の異なる多数の人からデータを収集しています。

最新のCENSUSでもう一つ重要となるのが、現在の椅子の状態が適しているかどうかをユーザに指南してくれる機能です。この設定ナビゲーション機能は、タブレットのアプリとして実装されています。着座して、スタートボタンを押すと、画面に順次、椅子の設定状況と適切な設定が示されていきます。たとえば、適切な椅子の高さは、座面上に埋め込まれた八個の圧力センサにかかる体圧分布から決定しています。前側に荷重がかかっている場合は椅子が高すぎ、後ろ側に荷重がかかっている場合は椅子が低すぎると言えます。高さ、奥行き、バックカーブなどを画面の指示に従って調整していくことで、自分にあった椅子のセッティングが可能になります（図11-1）。

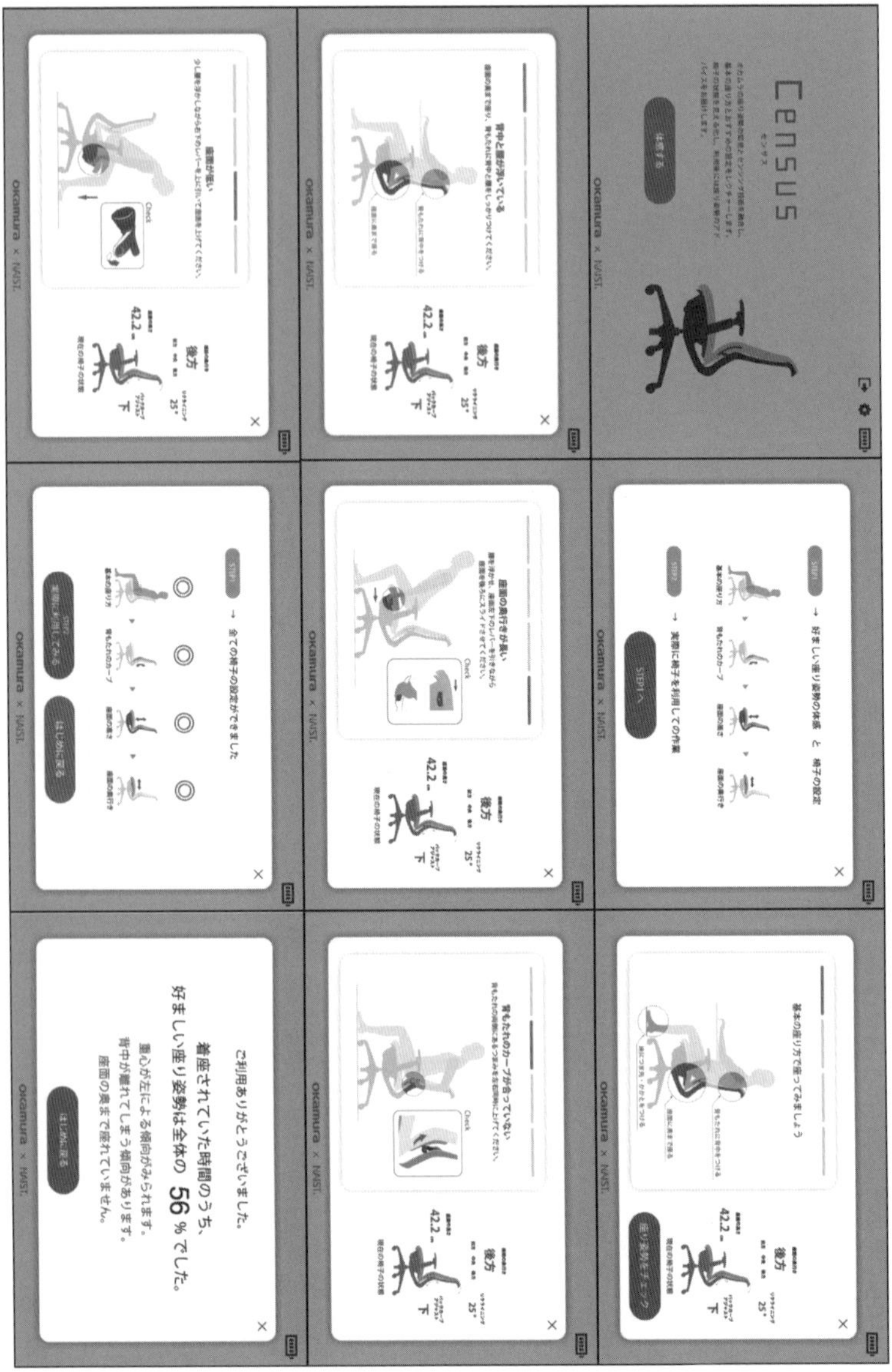

図11-1　設定ナビゲーションの画面

現在は、このCENSUSを用いて、長時間の姿勢計測に取り組んでいます。長時間の計測結果の狙いとしては、適切な設定をしたことによって、どの程度良い姿勢で作業ができたのか、といった効用や、作業姿勢によって集中度や生産性がどう変わるかといったことを明らかにすることです。また、作業終了後に、ユーザに対して作業中の姿勢がどうだったかをフィードバックすることで、意識的に適切な姿勢を取ることが習慣化していくことを期待しています。

一般論として、オフィスチェアの良い設定と座り方は、以下のように言われています。

- 足の裏をピタリと付けた状態で、膝が直角になるように高さを調節。
- 深く、腰の下部を背面に付けて座る。
- 腰の上部が背面に当たらない場合は、バックカーブアジャストで調節。
- 座面の前面が膝裏に当たらないように奥行きを調節。

これを機に、ぜひ、皆さんもご自身が利用されている椅子の設定を見直してみてください。

4　人とセンサの対話による職場環境の改善

これまでは、センサを用いた計測と、計測されたデータを使った状況識別に関する紹介でしたが、最後に状態がわかった後の改善に関する取り組みについて紹介します。

前述の姿勢認識チェアも、単に姿勢が悪いことを判定するだけではなく、より良い姿勢で働くための設定を指南するという機能を持たせてありましたが、今後、職場にセンサが広がり、人とセンサの対話が進んでいくであろうと考えています。センサとの対話と言われてもピンとこないかもしれませんが、要は人が気づかない情報をセンサが何らかの形で伝えることで、人に気づきを与え、行動変容を促すというものです。

たとえば、CO_2濃度が高くなると、集中力が下がったり眠くなったりして、生産性が落ちてしまいます（Satish et al., 2012）。オープンな職場環境は一見良く見えますが、他人の話し声が気になって集中できないという問題があります（Romano et al., 2018）。こうした状況に対して、CO_2センサや騒音センサが人に対して働きかけ、人間自身が行動を変えていくきっかけを作れないかと考えています。現在、われわれはe-mailをはじめ、slackなどのコミュニケーションツールを使っていますが、そのなかの人物の一人としてセンサが登場する形で実装しています。

現在、われわれの研究室には十六箇所に環境センサが設置されています。各センサでは、温度、湿度、気圧、雑音、明るさなどが計測されています。また、CO_2センサも設置されており、CO_2濃度が既定値以上になると、研究室のslackにメッセージが送られるようになっています。この情報によって、人が窓を開けて換気をして、職場の空気を改善するといった行動を促しています（図11-2）（Arakawa, 2020）。今後は、騒音センサも接続して、喋り声がうるさい場合は、トーンを下げるように指示するといったシステムを構築していく予定です。

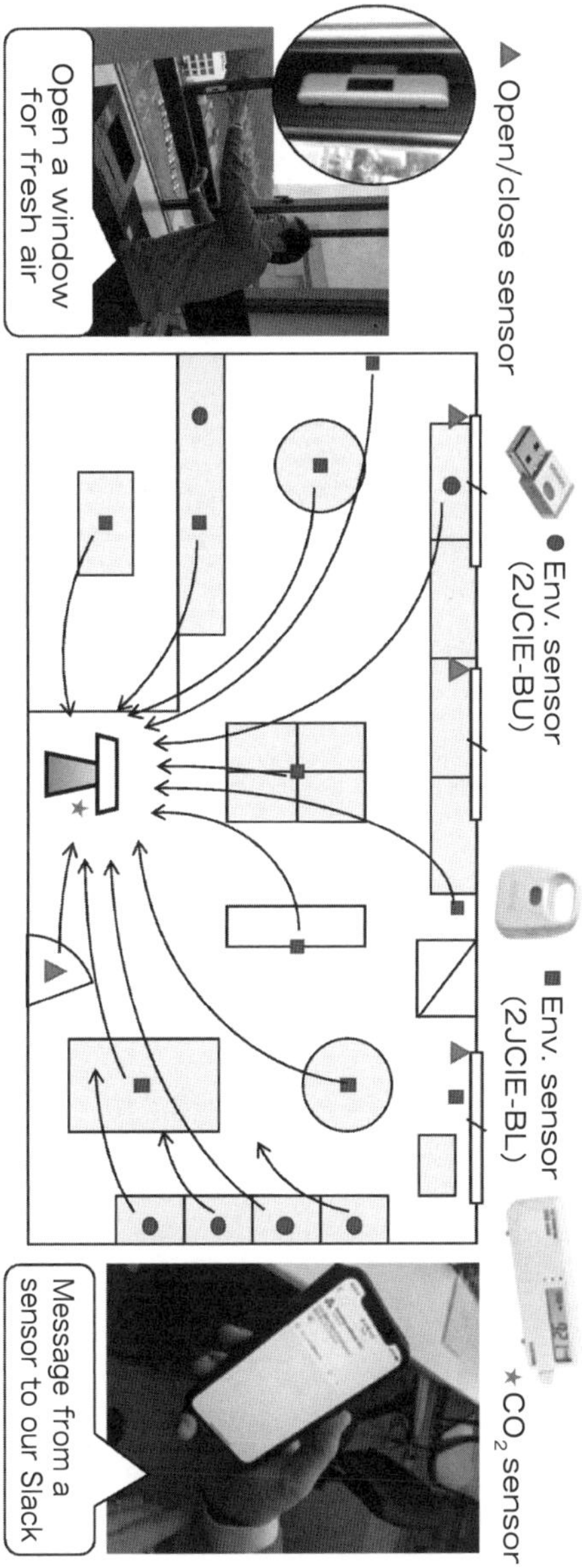

図 11-2　センサと人が対話し環境改善を促すシステム

5　実践にあたってのポイント

ここまで、ＩｏＴを活用した「内面的疲労の計測」「肉体的な疲労の計測」、そして、「対話による環境改善」についての研究事例を紹介してきました。研究段階のものではなく、今すぐに実践できる方法としては、次のようなことが考えられます。

（1）内面的疲労の計測

会社が実施する年一回のオンラインのストレスチェックだけではなく、自分でチェックできるサイトで定期的に質問に答えてみることで、自身の状況を知ることができます。たとえば、厚生労働省が公開している『5分でできる職場のストレスチェック――こころの耳――働く人のメンタルヘルス』[https://kokoro.mhlw.go.jp/check/]などを試してみるのもよいでしょう。

（2）肉体的疲労の計測

本コラムで紹介した姿勢の計測は簡単にはできませんが、ウェアラブルの活動量計を使えば、歩数や階段の上り下りなどを測ることができます。新型コロナ感染症予防のための外出自粛によって、一日の歩数が千歩未満の日も出てきていますが、活動量計を用いるなど定量的な数値として見ることで、もっと歩こうといった意識が芽生えます。

活動量計には睡眠計が付いているものも多くあります。睡眠は、内面的疲労にも肉体的疲労にも関係していますので、自分がふだんどれくらい寝ているのか、何時に寝ると次の日に調子が良いのか、睡眠不足になってないかなどを、セルフチェックする習慣をつけるとよいでしょう。

（3）コミュニケーションツールの活用による環境改善

テレワークの伸展により、これまで以上にオンラインでのコミュニケーションが増えていきます。そうすると、対面でのコミュニケーションとは異なるスキルが必要となってきます。本コラムで紹介したslackは、アプリ連携という機能が充実しており、人がメッセージを送るだけではなく、アプリから自動的にメッセージを送るということが簡単にできます。たとえば、毎朝、健康情報を投稿するといったことも自動化できます。また、こうしたコミュニケーションツールは、メッセージ数やログイン状況などを数値計測、可視化することができるため、アクティビティが落ちているチームや個人をいち早く見つけ、フォローすることも可能になります。そのような支援ツールを開発している企業も多数あります。一方、こうしたチャット型のメッセージルールは、昼夜問わずにスマートフォンに届いてしまうため、時間帯によって通知をしないといった設定をして、オン・オフの切り替えを忘れないようにすることも大切です。

実践のポイントを以下にまとめます。

❶ 内面的疲労の計測

❷ 肉体的疲労の計測

❸ コミュニケーションツールの活用による環境改善

【文献】

Amenomori, C., Mizumoto, T., Suwa, H., Arakawa, Y., & Yasumoto, K. (2017) A method for simplified HRQOL measurement by Smart Devices. 7th EAI International Conference on Wireless Mobile Communication and Healthcare.

Arakawa, Y. (2020) Augmented workplace: Human-sensor interaction for improving the work environment. Augmented Humans.

Bauman, A., et al. (2011) The descriptive epidemiology of sitting: A 20-country comparison using the International Physical Activity Questionnaire (IPAQ), *American Journal of Preventive Medicine*, **41**(2), 228–235.

Fukuda, S., Matsuda, Y., Arakawa, Y., Yasumoto, K., & Tani, Y. (2020) Predicting depression and anxiety mood by wrist-worn sleep sensor. 6th Workshop on Sensing Systems and Applications using Wrist Worn Smart Devices.

Otoda, Y., Mizumoto, T., Arakawa, Y., Nakajima, C., Kohana, M., Uenishi, M., & Yasumoto, K. (2018) Census: Continuous posture sensing chair for office workers. 2018 IEEE International Conference on Consumer Electronics.

Romano, S., Scanniello, G., Fucci, D., et al. (2018) The effect of noise on software engineers' performance. In Proceedings of the 12th ACM/IEEE Interna-tional Symposium on Empirical Software Engineering and Measurement.

Satish, U., Mendell, M. J., Shekhar, K., Hotchi, T., Sullivan, D., Streufert, S., & Fisk, W. J. (2012) Is co2 an indoor pollutant? direct effects of low-to-moderate co2 concentrations on human decision-making performance. *Environmental Health Perspectives*, **120**(12), 1671–1677.

Tani, Y., Fukuda, S., Matsuda, Y., Inoue, S., & Arakawa, Y. (2020) Worker sense: Mobile sensing platform for collecting physiological, mental, and Environmental state of office workers. PerHealth 2020: 5th IEEE PerCom Workshop on Pervasive Health Technologies.

column 12

ストレス対策で介護離職を予防しましょう

【江口 尚】

introduction

介護離職についての関心が高まっています。その背景には、団塊の世代が七十五歳以上になる二〇二五年を控え、働き盛り世代の介護負担がますます増加し、仕事をしながら介護をしなければならない労働者の増加が予想されていることがあります。一方で、企業においては人手不足が深刻化しており、介護離職を予防することは重要な経営課題と認識されはじめています。われわれの研究では、介護と仕事の両立が必要な労働者はそうでない労働者と比較して、ストレスが高いという結果が得られました。このような結果を踏まえて、企業はこの問題にどのように対応すればよいのでしょうか。本コラムではこのような課題認識から、介護離職について考えてみたいと思います。

1　はじめに

少子高齢化が急速に進むわが国では要介護者数は年々増加しており、団塊の世代が七十五歳以上になる二〇二五年には、働き盛り世代の介護負担のさらなる増加が予想されています。この「負担の増加」は、介護保険料の増加などの経済的な負担だけではありません。介護サービスを利用する経済的な余裕がない場合、サービスが不足するぶんは、家族が「介護をする」という物理的な時間の負担という形で補塡することを意味します。

介護者の多くは仕事をしています。そのような立場の介護者は、介護時間と仕事時間の両立を求められることになり、その両立が難しい場合には介護を理由とする離職にもつながります。介護に直面する従業員は企業において中核的な人材として活躍している場合も多く、こうした人材の離職を防止することは、企業の持続的な発展にとって重要です。

ただでさえ生産年齢人口が減少し、人手不足が深刻化しているわが国においては、介護離職の予防は喫緊の課題です。そのため、厚生労働省は、仕事と介護を両立できる職場環境の整備促進に取り組むことを示すシンボルマーク、「トモニン」を作成しました（図12-1）。介護離職を予防するためには、企業や社会の関心を高めることが重要であると認識しているためです。

五年ごとに実施される総務省の就業構造基本調査（二〇一七年）によると、介護や看病を理由にした離職は一年間に約九万九千人にのぼります。離職は本人の人生設計に大きく影響するのはもちろん、企業にとっ

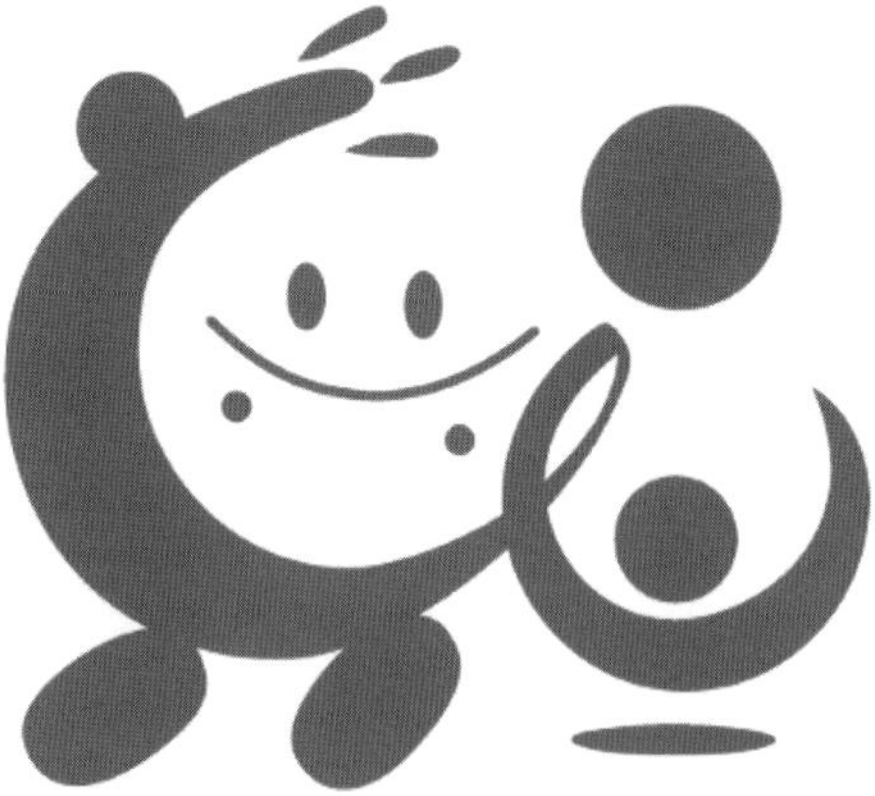

図 12-1　トモニン

ても大きな損失です。介護と育児の違いは、介護は長期にわたることが多く、先が見えないという点です。また、介護は育児と異なり、準備をする猶予がなく、ある日突然対応を求められるのも特徴です。そのほかにも、企業には、従業員が介護と仕事の両立ができるように、つまり介護離職を予防するために、短時間勤務、在宅勤務、介護休暇制度など、仕事時間と介護時間の調整がしやすいように柔軟に働ける仕組みをつくることが求められています。また、そのような制度を整備することに加え、介護保険などの公的なサービスの利用方法などの情報提供を、積極的に行う企業が増加しています。

本コラムでは仕事と介護の両立について、ポジティブメンタルヘルスを念頭に考えてみたいと思います。

2　介護とストレス

介護と仕事の両立が必要となった従業員の立場からすると、仕事をするうえでいろいろな制約が出てきます。前項でも述べたように、突然、介護と仕事の両立に直面し、準備をする暇がなく、

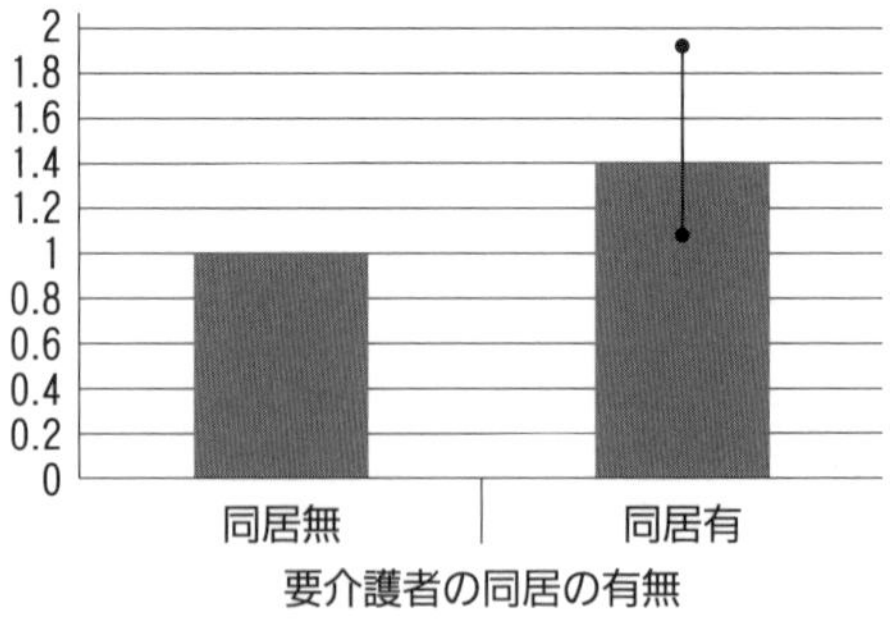

図 12-2　要介護者の同居有と無と高ストレス者のオッズ比

育児と異なり終わりが見えません。そのため、介護を理由に働き方に制約のある労働者は、制約のない労働者と比較して、ストレスが高くなっている可能性があります。また、介護離職の原因の一つとして、この精神的なストレスが関連していると考えられます。

では、介護はどの程度、労働者のストレスに影響を与えているのでしょうか。そのヒントを得るために、世帯主である労働者を対象に要介護認定を受けている者（要介護者）との同居の有無を比較することにより、介護と仕事の両立による労働者のストレスの状況について検討した研究を紹介します（Eguchi & Wada, 2018）。

二〇一三（平成二十五）年の国民生活基礎調査のデータを用い、二十五～六十五歳の働いている世帯主で、同居家族が二名以上、世帯主が要介護認定を受けていない方を対象に、要介護者との同居の有無とストレスの関係を検討しました。要介護者と同居している割合は二・九％でした。要介護者と同居していない世帯主と比較して、要介護者と同居している世帯主の高ストレス者の割合が一・四倍（オッズ比（OR）＝1.41; 95% 信頼区間（95%CI）1.03-1.94）高いという結果でした（図12-2）。

皆さんはこの一・四倍という数字をどのように考えるでしょうか。私は、介護の問題は職場のメンタルヘルス上の考慮すべきリスクファクターであることが示された、と考えています。仕事と介護の両立をストレスに感じる理由は、人それぞれでしょう。たとえば、ある調査では、「人事評価に悪影響が出る」「両立支援制度を利用しにくい」などの仕事と介護の両立についての不安が、要介護者と同居している労働者のストレスに影響を与えている可能性があると言われています。また、人によっては、介護の見通しが立たないことや、親とのコミュニケーションなどがストレスの原因となっているかもしれません。

3　仕事と介護の両立で重要な上司の姿勢

企業にとっては、いろいろな制度を整備することも重要ですが、まずは仕事と介護の両立によるストレスを軽減できるような職場環境を醸成することがさらに大切です。職場環境が醸成されていないと、いろいろな制度を整えても絵に描いた餅になってしまいます。つまり、労働者が困ったときに相談をしやすい職場環境を醸成しておく必要があります。そういった職場環境を醸成するためには、会社として単に制度を整えるだけではなく、介護と仕事の両立には上司の態度や姿勢も大きく影響することに留意する必要があります。

米国では、そういった職場環境に影響する上司の姿勢として、部下が仕事と家庭の両立ができるようにサポートする、Family supportive supervisor behavior（ＦＳＳＢ）に関心が高まっています。さらに、それを評価するための尺度も開発され、それを高めるような介入研究も行われています。ＦＳＳＢ尺度の日本語訳を表12-1に示します（Eguchi et al., 2019）。

介護の問題はプライベートの問題であるがゆえに、当事者にとってはなかなか職場で相談がしにくい問題です。一方で、本人からの申し出がないと、本人が困っていることが認知されません。そのため、上司が日ごろから部下のプライベートにも適度に関心を持っていると、本人も申し出がしやすくなり、その結果、職

表12-1　Family supportive supervisor behaviors (FSSB) 尺度

あなたの直属の管理職や上司に関する以下の質問について答えて下さい。
選択肢：1. 全くあてはまらない 2. あてはまらない 3. どちらともいえない
4. ややあてはまる 5. あてはまる

【情緒的サポート】
1. 私の上司は，仕事と家庭を両立する上での悩みを快く聞いてくれる。
2. 私の上司は，私の個人的な要望を把握するために時間を割いてくれる。
3. 私の上司は，仕事と家庭の両立について，私の悩みを聞いてくれて，私の気持ちを楽にしてくれる。
4. 私の上司と私は，仕事と家庭の両立に関する私の悩みを解決するために，効果的に話ができる。

【手段的サポート】
5. 私は，予定が重複した時に，必要があれば，予定の調整について，私の上司を頼りにできる。
6. 私は，予期せぬ家庭の用事が出来たときに，職務上の責任を確実に果たすために，私の上司を頼ることができる。
7. 私の上司は，仕事と家庭の両立に関する悩みを工夫して解決するために，部下と効果的に仕事をする。

【お手本】
8. 私の上司は，仕事と家庭の両立ができている良いお手本である。
9. 私の上司は，仕事と家庭の両立の仕方について効果的な行動で示す。
10. 私の上司は，どうすれば人が仕事でもプライベートでも成功できるかを示す。

【仕事と家庭の上手な両立】
11. 私の上司は，私の部署の仕事が，どうすれば社員と会社の双方に利益をもたらすかを考えている。
12. 私の上司は，社員が仕事と家庭を両立しやすくするための提案を募る。
13. 私の上司は，私の部署がチームとしてよりよく機能するように，仕事の割り振りを工夫してくれる。
14. 私の上司は，社員全員の要望が満たされるように，部署を一つのチームとしてまとめることができる。

場の配慮を受けられるようになることで介護の心理的な負担は大きく軽減すると考えられます。ある程度の情報共有が職場でできるほうが、配慮を受けやすくなるでしょう。

上司から話題を振ることも重要と考えます。もちろん、部下の生活に関心を持ちすぎることは良くないかもしれませんが、ある程度は、上司と部下の間で部下の介護に関する情報が共有できていると、部下の仕事と介護の心理的負担も緩和するでしょう。また、このような上司の姿勢は、単に介護と仕事の両立に悩んでいる部下に対する影響にとどまらず、それ以外の部下のモチベーションにも良い影響を与えるでしょう。

4　ダブルケア問題

近年、女性の活躍や、晩婚化・晩産化が進んでいます。一九九八（平成十）年の人口動態統計月報では、男性の初婚年齢は二十八・六歳、女性は二十六・七歳だったのが、二〇一八（平成三十）年の人口動態統計月報では、平均初婚年齢は男性で三十一・一歳、女性は二十九・四歳となっています。初婚年齢の上昇を受けて、第一子出生時の母の平均年齢も上昇傾向にあり、三十・七歳（二〇一八年時）となっています。これは二〇一五（平成二十七）年から変わっていません。

このような状況から、親の介護と育児を同時に引き受ける「育児と介護のダブルケア」問題が指摘されるようになってきています（内閣府男女共同参画局 2016）。内閣府の調査では、ダブルケアを行う者の推計人口は二十五万三千人となっています。介護のみを行う者の平均年齢は、男性が五十九・二歳、女性が五十八・五歳となっています。一方で、ダブルケアを行う者の平均年齢は、男性が四十一・二歳、女性が三十八・九歳となっています。

このように、ダブルケアに直面する世代は、介護のみを行う世代よりも年齢が低く、働き盛りの世代です。上述のように介護だけでもストレスは増しますが、それに育児が加わると、仕事時間と介護時間の両立に加え育児時間の三つの要素を調整する必要が出てきます。より職場の協力が不可欠になることは想像に難くありません。今後、ダブルケアに直面する労働者は増加することが予想されることから、介護だけではなく、ダブルケアも念頭に置いた対策が企業には求められるでしょう。まずは、介護と仕事の両立、育児と仕事の両立ができる体制を、今のうちから整備しておくことが大切なのです。

5　実践にあたってのポイント――人事担当者と産業保健職の連携

厚生労働省が推奨する仕事と介護の両立支援実践マニュアル（企業向け）では、従業員の介護経験の有無や介護に対する不安、介護に直面した際に希望する働き方、両立支援制度の周知状況などについて把握するために、企業内で実態把握調査をすることを推奨しています。そういった実態把握調査を通じて人事担当者はいろいろな情報を入手すると考えられますが、上述のとおり、仕事と介護の両立は労働者のメンタルヘルスの問題と直結するため、仕事と介護の両立支援を企業内で推進していくためには、人事担当者と産業保健職の協力が不可欠です。

産業保健職は面談をする際に、従業員から介護の話が出てきた場合にはメンタルヘルス上のリスクファクターと認識して対応する必要がありますし、そのようなきめ細かい対応をすることが、介護離職の予防という点から経営上も大切になってくるでしょう。また、専門家になる必要はありませんが、仕事と介護の両立に悩んでいる労働者に対して、どこに相談をしたらよいかぐらいは産業保健職も知っているとよいでしょう。介護についてわからないことや困ったことが生じた場合には、「地域包括支援センター」への相談を勧めるとよいでしょう。地域包括支援センターでは、地域の高齢者がいつまでも住み慣れた地域で安心して生活することができるように、介護に関する専門職（保健師、社会福祉士、主任介護支援専門員など）が相談に乗ってくれます。また、介護事業所・ケアマネジャーの紹介も行ってくれます。地域包括支援センターはおよそ中学校区に一つ設置されています。

以下に、実践のポイントをまとめます。

❶ 従業員の介護の状況について、実態を把握しましょう。
❷ 要介護者との同居は、従業員のメンタルヘルスのリスクファクターと認識しましょう。
❸ 人事担当者や産業保健職は、介護を支援する地域の資源に関心を持ちましょう。

6　おわりに——労働者が安心して働ける職場とは

近年、「心理的安全性（チームのなかでミスしても、それを理由に非難されることはないと思えること）」への関心が高まっています。心理的安全性とは、米 Google 社が成功するチームの構築に最も重要な要素として取り上げ、これを高めるとチームのパフォーマンスと創造性が向上するということから、関心が高まっています。

介護離職の予防に取り組むことは、働き方に制約のある労働者が働きやすい職場環境の醸成につながります。そのような、働き方に制約のある労働者が働きやすい職場環境は、労働者がいきいきと働くうえでの「憂い」を減らすことにつながるだけではなく、心理的安全性の向上にもつながるでしょう。つまり、介護離職の予防に取り組むことは、労働者の生産性やりがいなど、ポジティブメンタルヘルスの向上につながる取り組みなのです。

【文献】

Eguchi, H., Kachi, Y., Koga, H. K., Sakka, M., Tokita, M., & Shimazu, A.（2019）Validation of the Japanese Version of the Multidimensional Measure of Family Supportive Supervisor Behaviors（FSSB-J）. *Frontiers in Psychology*, **10**, 2628.

Eguchi, H. & Wada, K.（2018）Mental health of working-age populations in Japan who provide nursing care for a person at home: A cross-sectional analysis. *Journal of Occupational Health*, **60**(6), 458-466.〔https://www.jstage.jst.go.jp/article/joh/60/6/60_2017-0295-OA/_article〕

厚生労働省（2018）「企業のための仕事と介護の両立支援ガイド――従業員の介護離職を防ぐために」〔https://www.mhlw.go.jp/content/000490099.pdf〕

内閣府男女共同参画局（2016）「平成27年度育児と介護のダブルケアの実態に関する調査報告書（内閣府委託調査）」〔http://www.gender.go.jp/research/kenkyu/wcare_research.html〕

第III部

実践！ 休み方改革

column 13

休み方を考える
――リカバリーを通じたワーク・エンゲイジメントの促進

【島津 明人】

introduction

わが国では働き方改革が推進され、長時間労働の抑制や有給休暇の取得促進をはじめとして、さまざまな施策が進められています。本コラムでは、休むことを通じて働くことを再考します。特に、仕事の疲れからどのように回復するかという「リカバリー」に注目し、健康でいきいきと働くワーク・エンゲイジメントの向上につながるヒントを提供したいと思います。

1 働き方改革と休み方改革

二〇一九年四月に「働き方改革関連法」が施行され、企業や従業員の働き方に対する関心は、ずいぶん高まりました。長時間労働の抑制、有給休暇の取得促進などのキーワードをたびたび耳にするようになったほか、時間や場所に制約されないリモートワーク（在宅勤務、コーワーキングスペースやシェアオフィスなどでの勤務）も少しずつ普及してきました。

一方、「働き方」と表裏一体をなす「休み方」はどうでしょうか。働き方や働く環境がどんなに改善されても、休み方が改善されなければ、従業員のワーク・エンゲイジメントの向上には限界があると考えられます。つまり、オフの時間に注目した「休み方改革」も、働き方改革と同じくらい重要だと言えるでしょう。

2　リカバリー経験

仕事中のストレスフルな体験によって引き起こされたストレス反応や、それらの体験によって消費された心理社会的資源を元の水準に回復させるための活動のことを、リカバリー経験と言います。リカバリー経験には、「心理的距離」「リラックス」「熟達」「コントロール」の四種類があると言われています（Sonnentag & Fritz, 2007）。「心理的距離」は仕事から物理的にも精神的にも離れている状態であり、仕事のことや問題を考えない状態（たとえば、仕事のことを忘れる）、「リラックス」は心身の活動量を意図的に低減させている状態（たとえば、くつろいでリラックスする）、「熟達」は余暇時間での自己啓発（たとえば、新しいことを学ぶ）、「コントロール」は余暇の時間に何をどのように行うかを自分で決められること（たとえば、自分のスケジュールは自分で決める）のことを言います（Sonnentag & Fritz, 2007）。

3　職場外の人間関係がリカバリー経験を促す

では、どのような要因がリカバリー経験を促すのでしょうか。筆者ら（Shimazu et al., 2014）は、リカバリー経験のうち、心身の健康により大きな役割を果たすと言われている心理的距離に注目し、その促進要因について、日本人労働者二千五百二十人を対象とした調査データをもとに検討しました。その結果、家族や友人からのサポートが多いほど心理的距離の得点が高くなり、職場以外の人間関係が充実しているほど、仕事と心理的な距離が取りやすくなることが示唆されました（図13-1）。

ところが、興味深いことに、職場の同僚からのサポートは心理的距離の高さと統計的に無関係でした。つまり、職場の人間関係が良好であっても、仕事との心理的距離を高めることにはつながらなかったのです。平日は仕事で遅く帰宅しても、せめて週末は家族や友人と過ごす時間を工夫することが、リカバリーを促し、より良い健康とより高いパフォーマンスにつながると思われます。

4　ワーカホリズムがリカバリー経験を阻害する

筆者らは上述した研究（Shimazu et al., 2014）で、心理的距離を阻害する要因についても検討しています（図13-1）。解析で明らかになったのは、仕事の量的負担とワーカホリズムの影響でした。ワーカホリズムは、すべての仕事を等しく重要と認識し、一人で仕事を抱え込む「働き過ぎ」と、完璧主義で義務感から仕

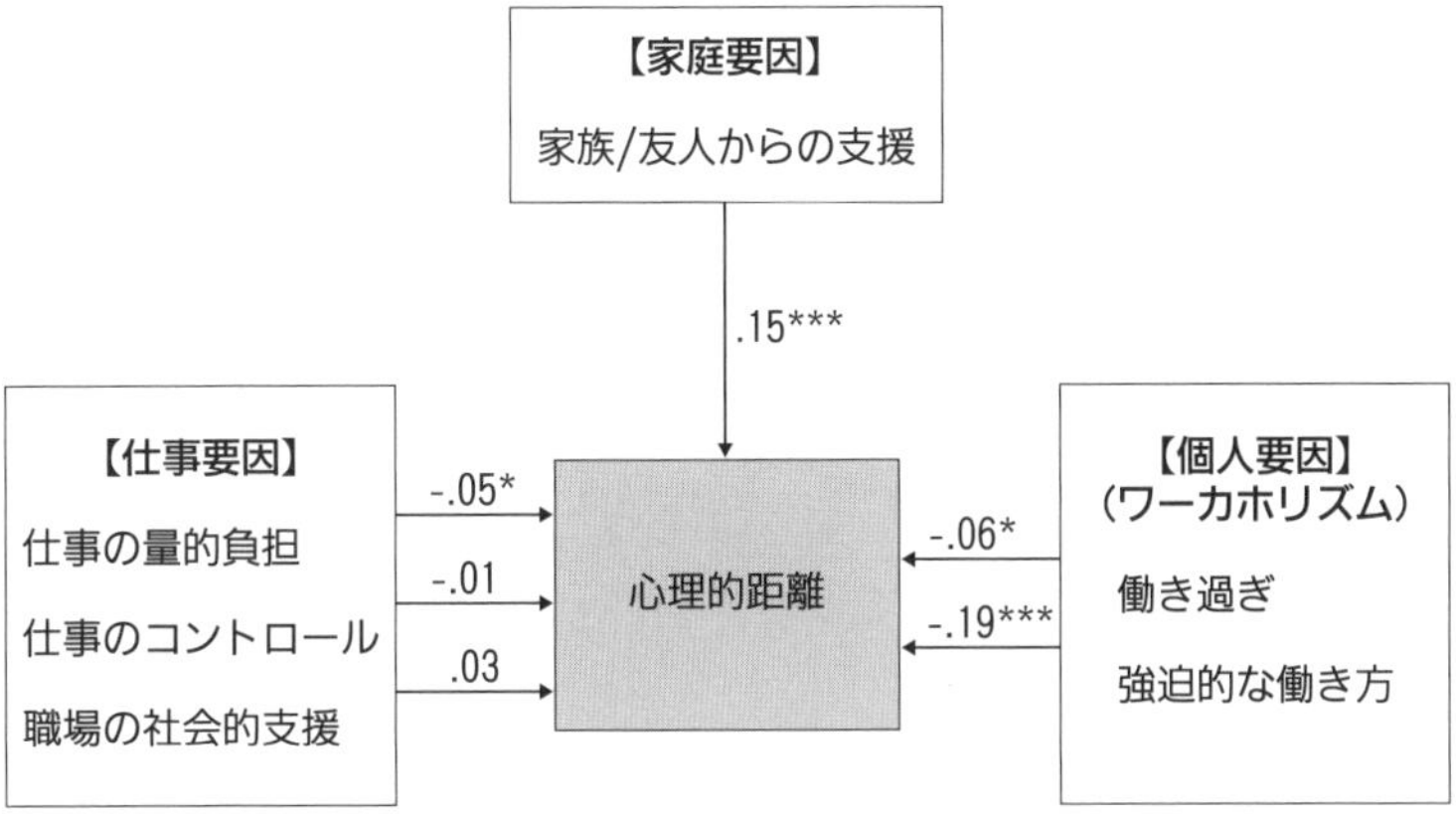

図中の数値は標準化偏回帰係数（人口統計学的変数の結果は省略）。
N=2,520　　*p <.05　**p <.01　***p <.001

図 13-1　心理的距離の促進要因と阻害要因階層的重回帰分析の結果
（Shimazu et al., 2014）

事をする「強迫的な働き方」の、二つの側面からとらえることができます（Schaufeli et al., 2009）。このうち、心理的距離をより阻害していたのは「強迫的な働き方」で（β =-19, p<.001）、その影響力は、家族や友人による促進効果（β =15, p<.001）を上回っていました。

ワーカホリックな人は上述した特徴から休むことへの罪悪感が強いため、仕事が終わっても仕事のことが頭から離れず、リカバリーにつなげることが難しいと考えられています。

5　仕事とリカバリー経験のマッチング

上述したリカバリー経験ですが、その効果を十分に引き出すためのヒントを、要求度-補償リカバリーモデル（Demand-Induced Strain Compensation Recovery（DISC-R model）（de Jonge et al., 2012）（図13-2）に、見出すことができます。

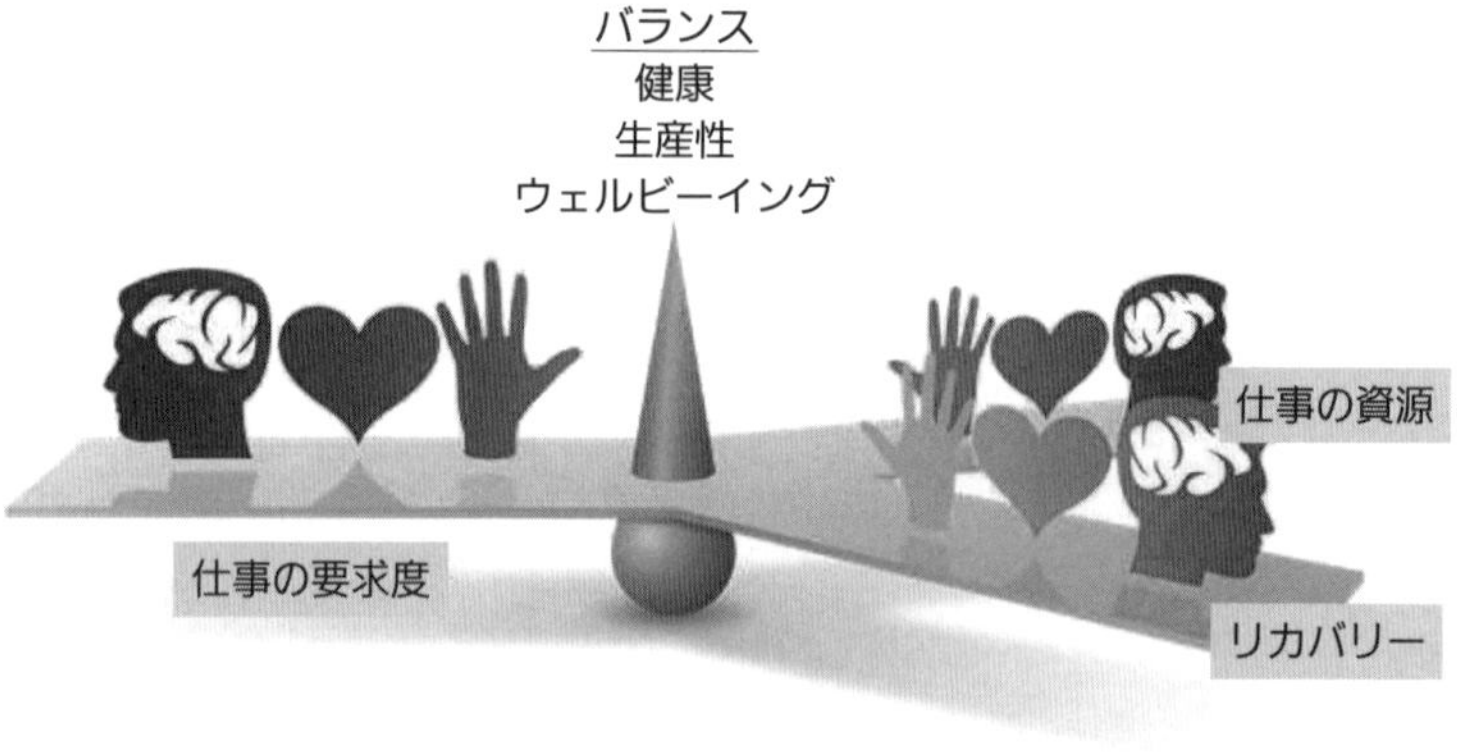

図 13-2　要求度－補償リカバリーモデル（de Jonge et al., 2012）

DISC-Rモデルによると、仕事の要求度、仕事の資源、リカバリーの三者の適合（マッチング）やその程度が、従業員の健康、生産性、ウェルビーイングに影響を与えることを指摘しています。仕事の要求度とは、従業員個人に求められている仕事上の負担のことを言い、仕事の資源とは、①仕事の要求度や要求度に関連する身体的、精神的な負担を軽減し、②仕事上の目標達成を促進し、③個人の成長や発達を促進し助けるための物理的、社会的、組織的な仕事の側面のことを言います。

DISC-Rモデルでは、仕事の要求度、仕事の資源、リカバリーのそれぞれを、身体、情緒、認知の三つの内容に分けており、三者の内容が一致している場合に、健康、生産性、ウェルビーイングが最も高くなることを想定しています。

たとえば、製造ラインの従事者のように身体的負担が大きい業務では、その負担を低減してくれる援助や仕組みがあり（身体的資源）、身体の疲れを解放してくれる身体面でのリカバリーが、健康、生産性、ウェルビーイングの維持につながります。同様に、医療従事者や接客業のように、サービスの受け手に応じた感情表出が必要な情緒的負担が大きい業務では、つらい気持ちに共感じてくれる人間関係や（情緒的資源）、つらい気持ちから解放される情緒面でのリカバリーが大切になります。さらに、研究者のように知的生産性を要求される業務では（認知的負担）、作業内容や手順を自己の判断で決められる機会や（認知的資源）、頭の疲れから解放される認知面でのリカバリーが重要になります。

6　実践へのポイント

以上の話から実践のポイントをまとめると、以下のようになります。

❶ ワーク・エンゲイジメントを高め、健康でいきいきと働くには、「働き方」だけでなく「休み方」にも注目することが大切です。
❷ 仕事外のオフの時間に疲労回復するための活動を「リカバリー経験」と言い、主要な方法に「心理的距離」があります。
❸ オフの時間に過ごす家族や友人との関係を充実させることが、仕事とのほどよい心理的距離を促すことにつながります。
❹ 心理的距離を阻害するワーカホリズムにも気をつけましょう。何を重視し何を捨てるか（優先順位の見直し）、すべてに完璧を目指す必要があるか（完璧主義の見直し）、一人ですべてのことをやる必要があるか（サポート希求、権限委譲）の観点から働き方を問い直すことで、ワーカホリズム傾向を

修正することが可能です。

❺ リカバリーを考える際には、どんな仕事に従事しているか（肉体労働、感情労働、頭脳労働）に合わせて、必要なリカバリーの内容を選択するとよいでしょう。

【文献】

de Jonge, J., Spoor, E., Sonnentag, S., Dormann, C., & van den Tooren, M.（2012）“Take a break?!” Off-job recovery, job demands, and job resources as predictors of health, active learning, and creativity. *European Journal of Work and Organizational Psychology*, **21**, 321–348.

Schaufeli, W. B., Shimazu, A., & Taris, T. W.（2009）Being driven to work excessively hard: The evaluation of a two-factor measure of workaholism in The Netherlands and Japan. *Cross-Cultural Research*, **43**, 320–348.

Shimazu, A., de Jonge, J., Kubota, K., & Kawakami, N.（2014）Psychological detachment from work during off-job time: Predictive role of work and non-work factors in Japanese employees. *Industrial Health*, **52**, 141–146.

Shimazu, A., Sonnentag, S., Kubota, K., & Kawakami, N.（2012）Validation of the Japanese version of Recovery Experience Questionnaire. *Journal of Occupational Health*, **54**, 196–205.

Sonnentag, S. & Fritz, C.（2007）The recovery experience questionnaire: Development and validation of a measure for assessing recuperation and unwinding from work. *Journal of Occupational Health Psychology*, **12**, 204–221.

column 14

いきいきと働くための睡眠のとり方

【中田 光紀】

introduction

良い睡眠がとれた翌朝は目覚めが良く，はつらつとして，仕事に身が入る経験をした方もいると思いますが，逆に仕事が忙しく，睡眠をおろそかにする習慣を身につけてしまった方も多くいると思います。寝不足が原因で思わぬミスをしたり，重要な会議で眠ってしまったり，遅刻したりなどの失敗を経験すると，自分の睡眠を見直そうと決意しますが，いざ「良い睡眠」をとろうと思っても，一度ついてしまった悪い習慣は簡単には改善することができません。本コラムでは，睡眠が健康に与える科学的知見について紹介するとともに，「幸福感」や「時間管理」の観点から睡眠を見直すヒントを提示したいと思います。

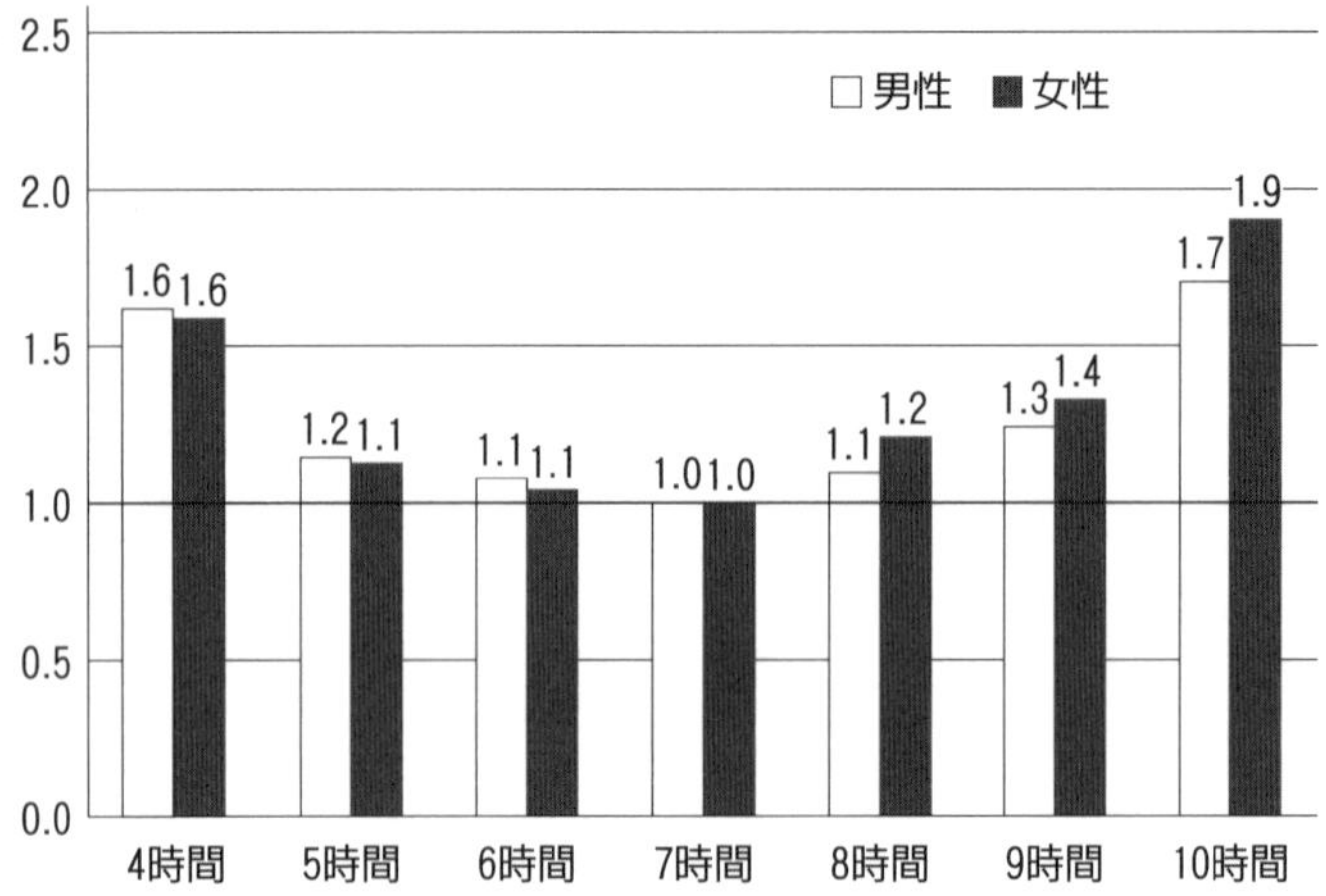

図 14-1　年齢を調整した睡眠時間と死亡リスク（Tamakoshi et al., 2004）

1　睡眠と寿命

睡眠が健康に及ぼす影響について最もポピュラーな話題は、睡眠時間と死亡率の関係ではないでしょうか。一日平均七時間眠っている人が、洋の東西を問わず最も死亡率が低いことが、大規模な疫学調査によって明らかにされています（Cappuccio et al., 2010）。わが国の全国四十五地区十一万人を十年間追跡した調査からも、同じような結果が示されています（Tamakoshi et al., 2004）（図14-1）。図14-1より、睡眠七時間が最も死亡リスクが男女ともに低く、睡眠四時間で男女とも一・六倍、睡眠十時間で男性一・七倍、女性で一・九倍リスクが高まることがわかります。

以上から、一日七時間程度眠ることが健康を保つうえで有効であるとされていますが、「なぜ七時間なのか」については充分にわかっていません（ただし、睡眠時間が短いと免疫機能の低下などが起こり、疲労やストレスから回復が充分できないことは知られています）。一方、この結果はあくまでも集団の結果であり、個人単位で見れば、六時間の睡眠で充分という人もいるし、八時間でも不足という人もいます。ですので、健康な人を対象とした場合、必ずしも「睡眠七時間」が最適とは限りません。

2　幸福感と睡眠

二〇一六年、英国の著名な医学雑誌 *Lancet* に、「幸福感は寿命と関係があるか」という研究が報告されました（Liu et al., 2016）。英国人女性七十二万人を対象として十年間追跡したデータを解析した結果、「幸福感は寿命を延伸する」という従来の研究結果に反し、幸福感は寿命とは関連がなく、かつ、心疾患やがんでの死亡とも関連しないことが示されました。

この結果はさておき、このデータで幸福感を低下させる要因を解析したところ、幸福感を最も低下させる要因は、がんや心疾患といった健康に関連するものでしたが、二番目は「七時間未満の睡眠」でした。貧困、肥満や低学歴といった、もっと幸福感と直結しそうな要因よりも、睡眠七時間未満のほうが強い影響があったことには驚きます。

著者自身も睡眠と幸福感について研究を進めているため、これまでに収集したデータの予備解析を行ってみました。日勤の企業従業員三百二十四名を対象に、平日と休日の睡眠時間と幸福感について尋ね、それらの関連を検討しました。幸福感は『非常に幸せ』を十点、『まったく幸せでない』を一点としたら、あなたはどのくらい幸せだと思いますか」という簡単な質問で、「六点」「七点」「八点」の三点で、カットオフポイントを設けました。

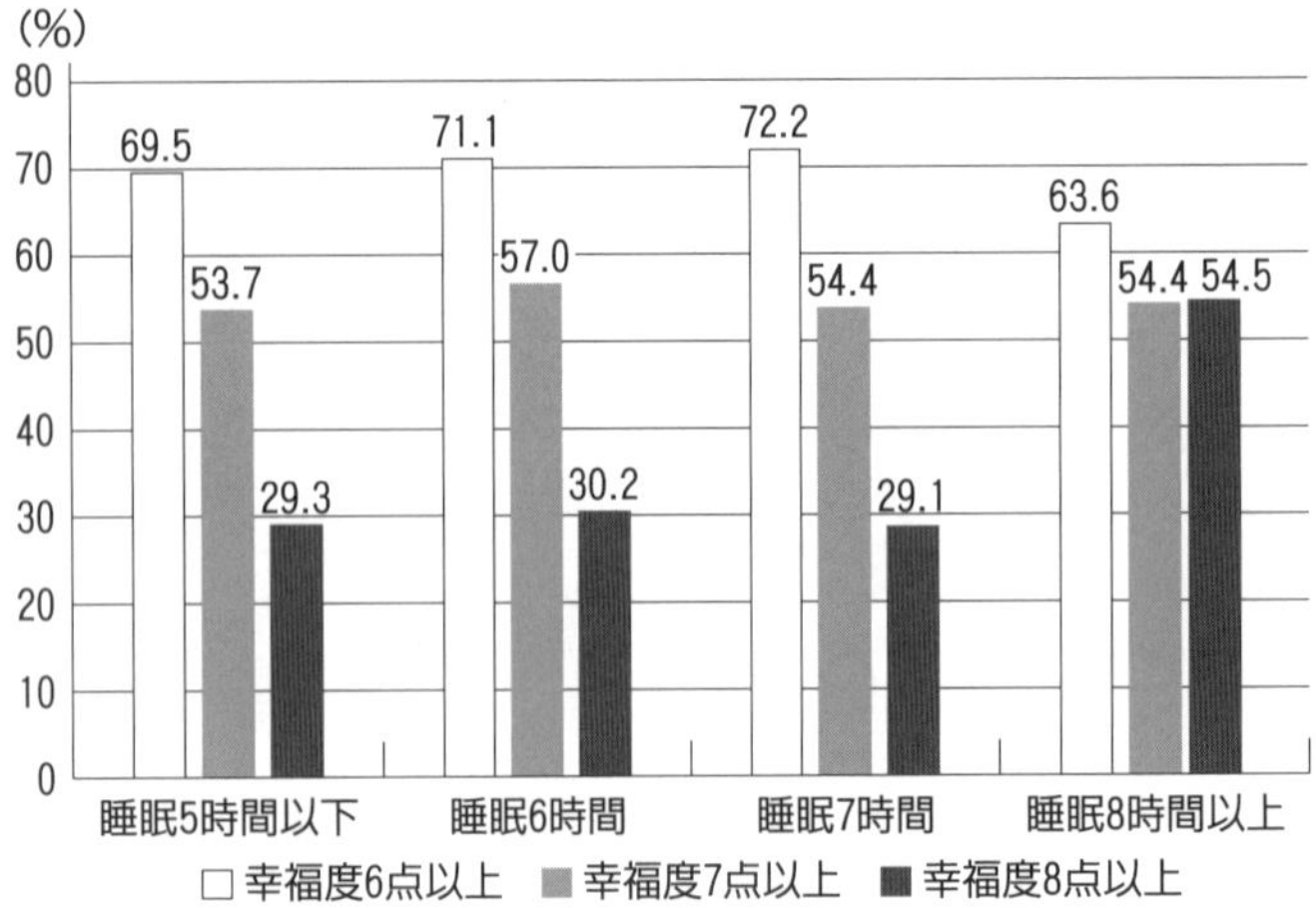

図 14-2　平日の睡眠時間と幸福度の関連

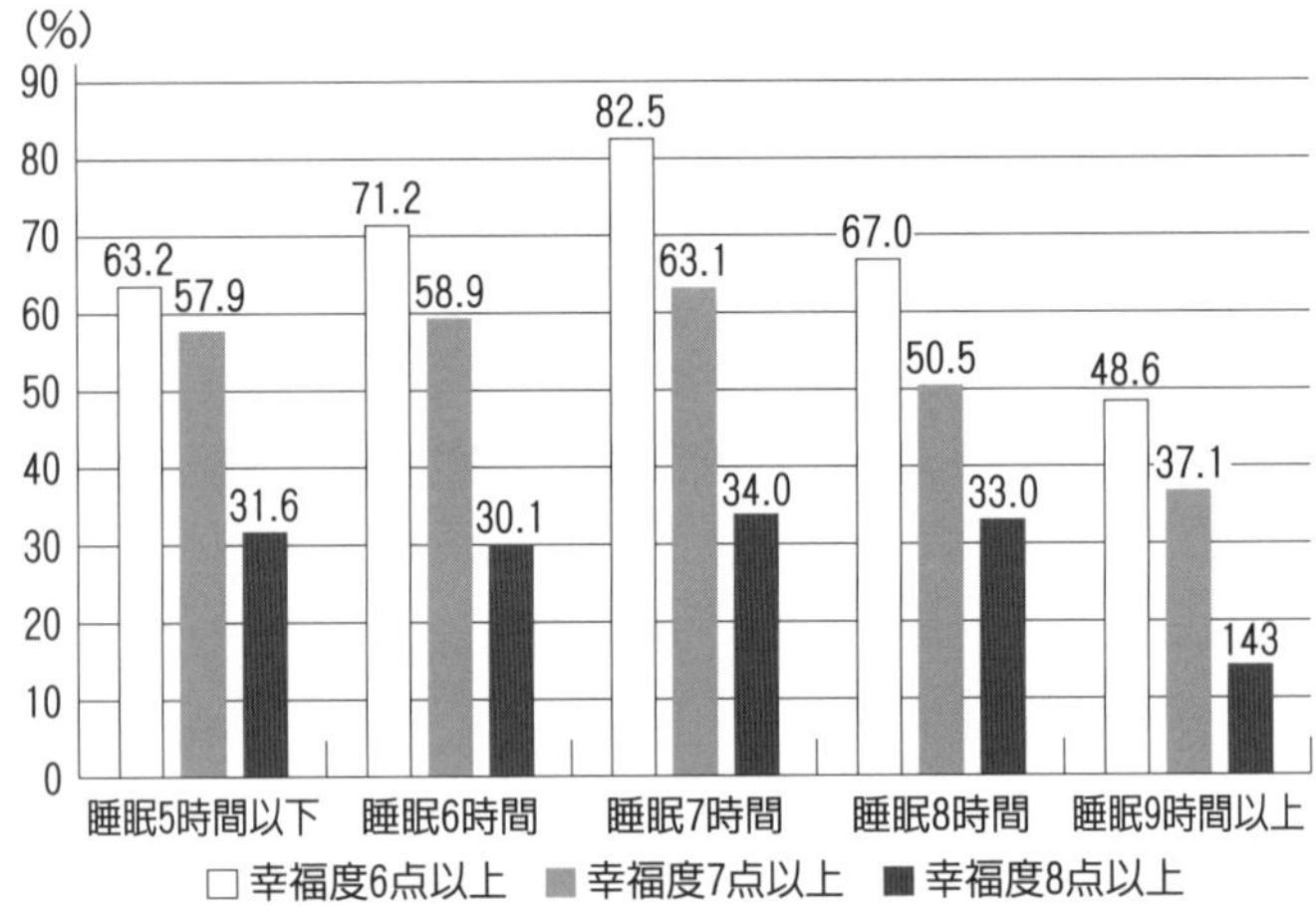

図 14-3　休日の睡眠時間と幸福度の関連

面白いことに、平日の睡眠時間は、幸福感にはあまり差異がないことが示されましたが（図14-2）、休日の睡眠時間は、幸福感と明確に関連することがわかりました（図14-3）。幸福感が寿命の延伸と関連するとすれば、休日七時間の睡眠が幸福感を高め、寿命の延伸に寄与することも考えられます。

3　規則的な生活とパフォーマンス、メンタルヘルスの関連

私たちの生活は、顧客の要望や緊急事態に対応すべく、ついつい不規則になりがちです。出張が入れば睡眠環境が変わり、夜の接待が入れば寝る時間は遅くなります。週末に「寝だめ」をすれば何とか乗り切れると思い込んでいますが、そんなときに限って週末に早起きしなければならない事情が起きたりします。

規則的な睡眠が学生の成績に影響を及ぼすという最新の研究が、ハーバード大学睡眠研究所から報告されています（Phillips et al., 2017）。この研究では、学生六十一名の睡眠日誌を三十日間にわたって記録し、毎日同じ時間に寝る学生とそうでない学生の成績を比較しました。そうしたところ、両者の総睡眠時間自体には差がなかったにもかかわらず、寝る時間が不規則な学生の成績は、規則的な時間に寝ている学生に比べ、顕著に劣っていることが示されました。寝る時間が不規則だった学生は、三時間ほど体内時計が後退しており、朝九時の授業の開始時間が体内時計では六時になっている可能性があると、筆者らは推察しています。この結果は、睡眠時間そのものよりも、睡眠の規則性に着目した点が注目に値します。

それでは、メンタルヘルスとの関連はどうでしょうか。われわれの調査では、十万人規模の労働者を対象に、「朝起きる時間は規則的だ」「夜寝る時間は規則的だ」「休日も規則正しく生活するようにしている」に対

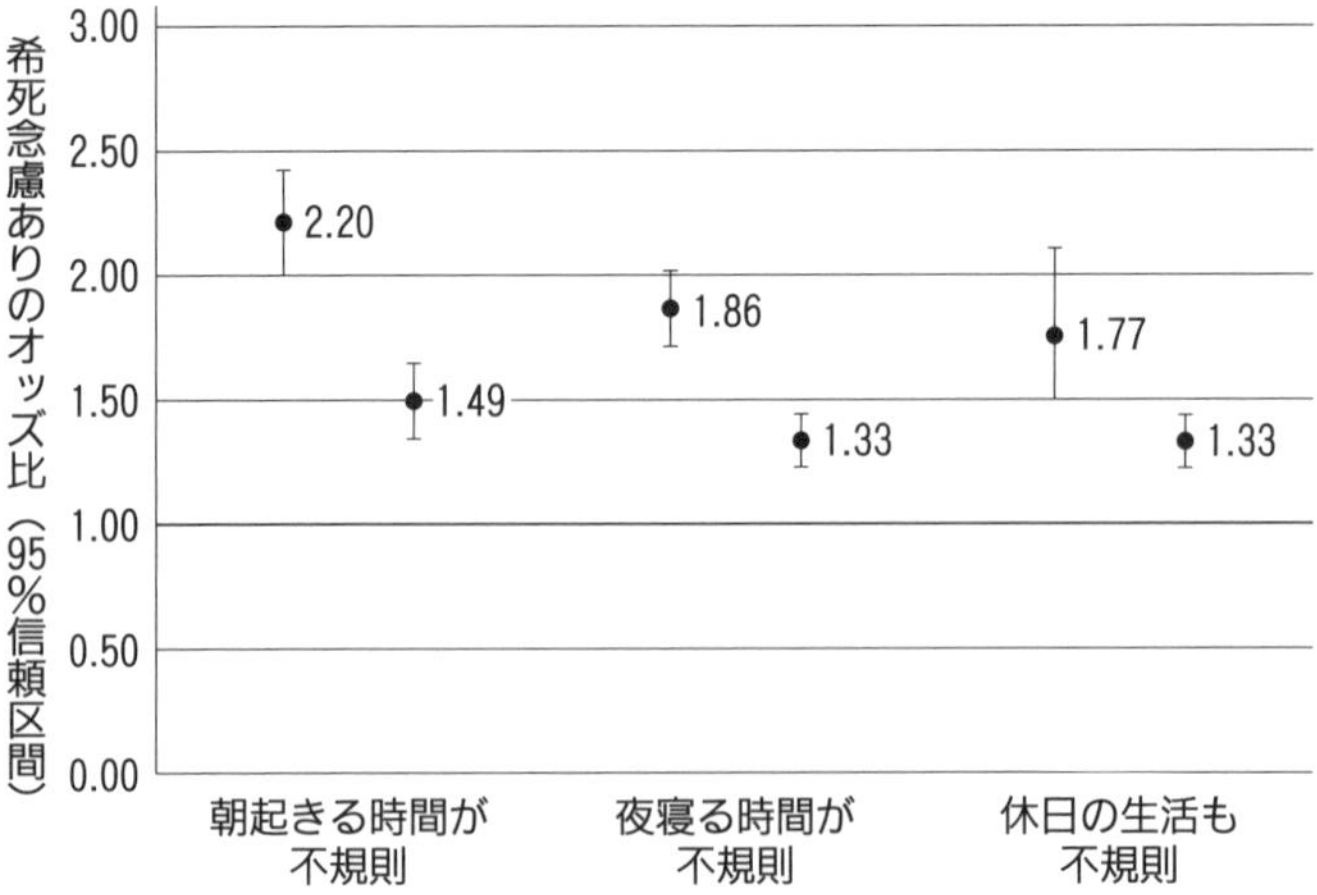

図 14-4　生活規則性と希死念慮の関連

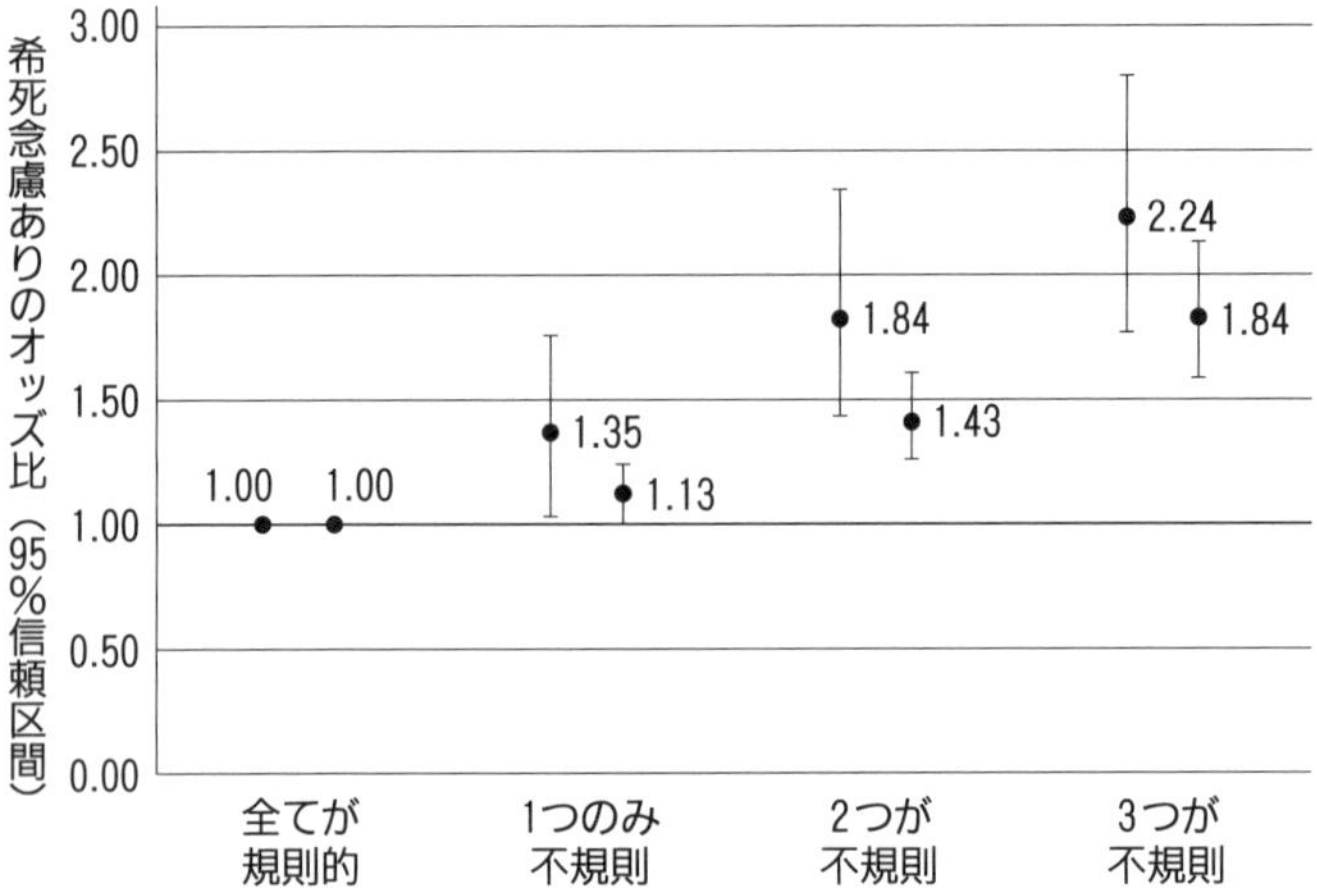

図 14-5　生活規則性の数と希死念慮の関連

して、「はい・いいえ」で回答してもらう簡単な質問を設け、希死念慮との関連を検討しました（中田ら 2017）。日勤者だけを対象とした場合、「朝起きる時間が規則的な人」「夜寝る時間が規則的な人」「休日も規則正しく生活している人」に比べると、そうでない人では、それぞれ二・二〇倍、一・八六倍、一・七七倍希死念慮が多いことがわかりました（図14-4）。うつ病などの精神疾患を有する労働者は除外し、年齢、性別、仕事のストレス、社会的支援、季節、業種、職種、睡眠時間、不眠の有無などの関連（交絡）因子を調整した場合が、図の右側の値（並列した右側の棒）になりました。関連はやや弱くはなりましたが、それでも統計学的に有意に関連することがわかりました。

次に、これらの睡眠・生活の不規則性を有する数と希死念慮の関連を検討した結果、すべてが不規則な人で二・二四倍、いずれか二つ不規則で一・八四倍、いずれか一つが不規則で一・三五倍高いことが示されました（図14-5）。図の右側の棒は先ほどと同じく、交絡因子調整後の値です。

これらの結果が示していることは、規則正しい睡眠・休日生活を送ることは、メンタルヘルスを良好に保つうえでも、重要な意味を持つということだと考えられます。

4　実践のポイント

以上の知見から、実践のポイントをまとめると次のようになります。これらを実践することでパフォーマンスが上がり、よりいきいきと仕事ができるようになると考えられます。

❶ 睡眠は単に健康を維持するためのものではなく、幸福感を高める作用もあることから、自分にとって適切な睡眠時間を知って、幸福感を高めるのに役立たせましょう。

❷ 乱れがちな生活をしていると思ったら、まずは寝る時間と起きる時間をリセットして、睡眠リズムを整えましょう。

❸ 休日も平日と同じく、できるだけ規則的な生活時間を保つようにしましょう。

【文献】

Cappuccio, F. P., D'Elia, L., Strazzullo, P., & Miller, M. A.（2010）Sleep duration and all-cause mortality: a systematic review and meta-analysis of prospective studies. *Sleep*, **33**, 585-592.

Liu, B., Floud, S., Pirie, K., Green, J., Peto, R., Beral, V., & Million Women Study Collaborators.（2016）Does happiness itself directly affect mortality? The prospective UK Million Women Study. *Lancet*, **387**, 874-881.

中田光紀・大塚泰正・永田智久（2017）「労働者における睡眠・生活の不規則性と自殺念慮の関連――労働者10万人を対象とした大規模疫学調査」『第35回産業医科大学学会総会学術講演・展示抄録集』一三六頁

Phillips, A. J. K., Clerx, W. M., O'Brien, C. S., Sano, A., Barger, L. K., Picard, R. W,, Lockley, S. W., Klerman, E. B., & Czeisler, C. A.（2017）Irregular sleep/wake patterns are associated with poorer academic performance and delayed circadian and sleep/wake timing. *Scientific Reports*, **7**, 3216.

Tamakoshi, A., Ohno, Y., & JACC Study Group.（2004）Self-reported sleep duration as a predictor of all-cause mortality: results from the JACC study, Japan. *Sleep*, **27**, 51-54.

column 15

海外出張していないのに時差ぼけ!?
――社会的時差ぼけの健康影響

【中田 光紀】

introduction

皆さんは平日の睡眠不足を、週末に解消しようとしていませんか。休みの日くらいゆっくり休みたいですよね。それも当然と言えば当然です。しかし最近、この「寝だめ」や「週末朝寝坊」に思わぬ悪影響があることがわかってきました。本コラムでは、近年話題になっている「社会的時差ぼけ」についてお話しいたします。

1 「社会的時差ぼけ」とは?

時差がある海外へ出張や旅行に行った際、「時差ぼけ」に悩まされたことはありませんか。これは体内時計と現地の昼夜リズムがかみ合わないために起こりますが、この時差ぼけによって睡眠の質の低下や日中の強い眠気をはじめ、疲労感・倦怠感や頭重感、食欲の低下などの不調が引き起こされます。しかし、これら

表15-1　社会的時差ぼけと通常の時差ぼけの差異

	社会的時差ぼけ	時差による時差ぼけ
	平日と休日の睡眠時間帯のずれによって生じる不調	数時間以上の時差がある地域間を，飛行機などで短時間で移動した際に起こる心身の不調
体内時計の乱れ	あり	あり
時差	なし	あり
影響期間	長期的・永続的	短期的・一過性
健康影響	中等度～大	現地時間に順応後は最小
関連疾患等	うつ病，心疾患，糖尿病，メタボ，肥満，パフォーマンス低下など	睡眠障害，疲労，食欲不振，日中の眠気，胃腸症状，集中力低下など

の不調は、時差の程度にもよりますが、通常一定の期間（一週間程度）が経過すると睡眠・覚醒リズムが現地時間に同調し、消失します。

一方、海外出張などはなくても、長時間労働や残業によって平日に寝床に就く時間が遅くなることはよくあるでしょう。翌日も定刻に出社しなければならないため、出勤日はちょっとした寝不足状態が続き（これがいわゆる睡眠負債）、その結果、週末に平日の寝不足を解消（これがいわゆる週末朝寝坊・寝だめ）しようとします。このような生活パターンは多くのビジネスパーソンが当たり前のように行っているので、特に気に留めることはないかもしれません。しかし、最近の研究によって、平日と休日の睡眠時間帯のずれや週末朝寝坊によって引き起こされる不調が、一過性ではなく、生活習慣病やメンタルヘルス不調の発症や増悪に寄与することがわかってきました。

睡眠科学や時間生物学の領域では、このような社会的な時間と体内時計の不一致によって生じる不調のことを、「社会的時差ぼけ」あるいは「ソーシャル・ジェットラグ」と呼んでいます。これは、ドイツの時間生物学者のローネベルグらが、二〇

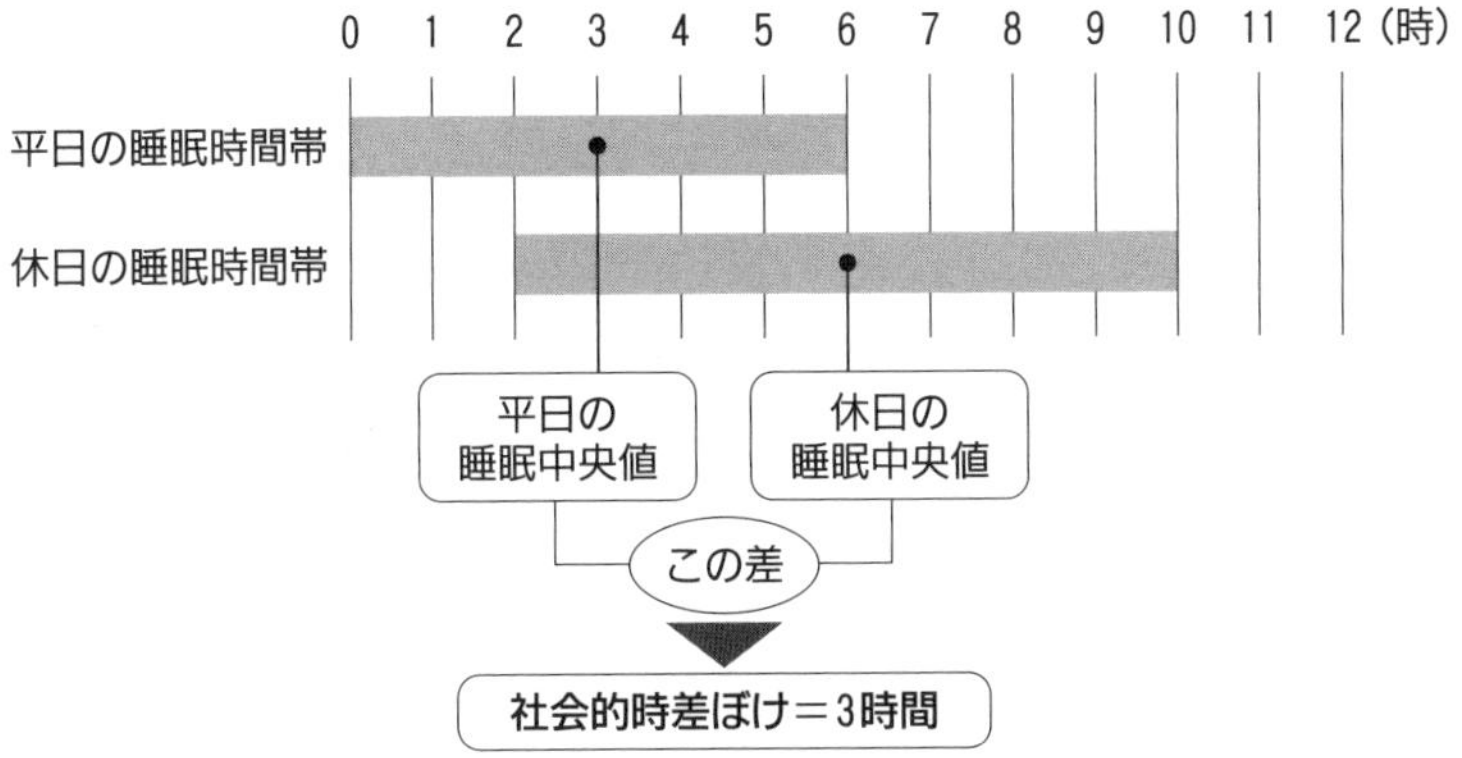

図 15-1　社会的時差ぼけの計算方法

〇六年に提唱した新しい概念です（Wittmann et al., 2006）。その後、社会的時差ぼけの健康影響に関する研究がヨーロッパを中心に展開されるようになり、心疾患、糖尿病、肥満、メタボリック症候群などの生活習慣病、うつ病などのメンタルヘルス不調、ならびに成績などのパフォーマンスの低下と関連することが見出されています（コラム14もご参照ください）。社会的時差ぼけと一般的な時差ぼけの違いについては表15-1をご参照ください。これを見ると、両者の間では大きな差があることがわかると思います。

2　「社会的時差ぼけ」の計算方法

さて、ここで「社会的時差ぼけ」の計算方法を、具体例を用いて解説します。図15-1をご覧ください。

たとえば、Aさんが平日に寝入る時間を夜中の十二時とし、目が覚めた時間を朝六時とします（図の上側）。一方、下側は週末の睡眠時間帯です。Aさんの場合、夜中の二時に寝て、朝は遅めの十時に目が覚めたとします。ここで注意しなければならないのは、睡眠開始時間は寝床に入った時間ではなく、消灯して寝入った時間です。同じく、朝起きた時間は起床時間ではなく、目が覚めた時間です。再び、図15-1の上側を見ていただくと、夜十二時に寝て朝六時に起きた場合、その中間の時刻は三時になります。これを「睡眠中央時刻」と呼び、社会的時差の計算に用います。一方、週末は二時に寝て十時に起きるので、中間の時刻は六時になります。社会的時差は、週末の中央時刻六時から平日の中央時刻三時を引いた「三時間」となります。

読者の皆さんも、これを機にご自分の社会的時差を計算し、睡眠・覚醒サイクルを見直してはいかがでしょうか。余談ですが、社会的時差ぼけが大きい飼い主に飼われたペット（犬）は、飼い主の睡眠覚醒リズムと同調し、社会的時差ぼけになりやすいことが報告されています（Randler et al., 2015）。

3　社会的時差ぼけの健康影響

では、実際にどの程度の社会的時差があると、健康に悪影響を及ぼすのでしょうか（中田・頓所 2019）。もちろん、社会的時差がないに越したことはありませんが、どの程度の時差から大きな影響が現れるのか、特にメンタルヘルス不調との関連に焦点を絞ってお話しいたします。

ブラジルで行われたヨーロッパ系移民約四千人を対象とした研究によれば、社会的時差とうつ症状を測定するベック抑うつ質問票の得点が、中等度（γ=0.3）程度の有意な正の相関があり、特に二時間以上のずれで抑うつ得点が急上昇し、三時間以上は頂点に達することが見出されています（Levandovski et al., 2011）。

また、日勤労働者約七万人を対象に行ったわれわれの調査でも、社会的時差ぼけと希死念慮との関連が認められました（図15-2）。この研究では、うつ病、パニック障害、摂食障害などの精神疾患、心疾患、脳血

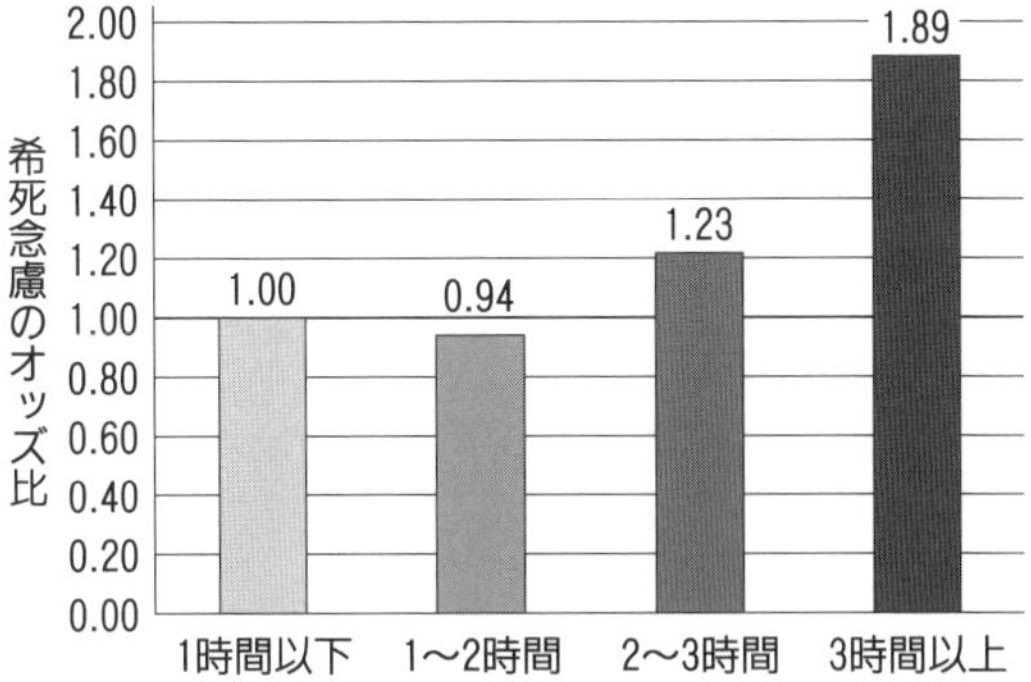

図 15-2　週末と平日の睡眠時間帯のずれ（社会的時差ぼけ）と希死念慮の関連

管疾患などの重篤な生活習慣病を有する労働者をあらかじめ解析から除外し、さらに年齢、性別、ストレス、季節、業種、職種、睡眠時間、不眠の有無などの関連（交絡）因子を厳格に調整したうえでも、社会的時差が三時間以上で希死念慮が急増することがわかりました（Nakata et al., 2019）。最近では、仕事のパフォーマンスにも影響することがわかり始めています。

4　実践のポイント

以上から、実践のポイントをまとめると次のようになります。

❶ これまでの社会的時差ぼけの研究成果から、平日と休日の睡眠時間帯がずれている人は、生活習慣病やメンタルヘルス不調には充分に気をつける必要があります。

❷ 日々の睡眠時間が充分とれていても不調を感じている人は、平日と休日の睡眠覚醒リズムや、睡眠時間のずれを見直す必要があります。

❸ 平日と休日の睡眠中央時刻が三時間以上ずれると、精神・身体的な負担が急増します。特に、抑うつや希死念慮など、メンタルヘルスと強い関連が見られるのは差が三時間以上の場合なので、社会的時差は二時間以内程度に抑えるとよいでしょう。

これらを実践することで、これまでに何となく感じていた体の不調やパフォーマンスの低下を改善するのに、役に立つのではないかと思います。

【文献】

Levandovski, R., Dantas, G., Fernandes, L. C., Caumo, W., Torres, I., Roenneberg, T., Hidalgo, M. P., & Allebrandt, K. V.（2011）Depression scores associate with chronotype and social jetlag in a rural population. *Chronobiology International*, **28**, 771–778.

Nakata, A., Otsuka, Y., Nagata, T., Inoue, Y., & Tondokoro, T.（2019）Social jetlag and suicidal ideation: A population-based cross-sectional study among Japanese daytime employees. *Sleep Medicine*, **64**, S274.

中田光紀・頓所つく実（2019）「睡眠が労働に果たす役割」『公衆衛生』八三巻，三九〇–三九六頁

Randler, C., Diaz-Morales, J. F., & Jankowski, K. S.（2015）Synchrony in chronotype and social jetlag between dogs and humans across Europe. *Time & Society*, **27**, 223–238.

Wittmann, M., Dinich, J., Merrow, M., & Ronneberg, T.（2006）Social jetlag: Misalignment of biological and social time. *Chronobiology International*, **23**, 497–509.

column 16

余暇を工夫して新時代のストレスを乗り切る
――積極的な回復としてのレジャー・クラフティング

【外山 浩之】

introduction

近年、仕事負担の増加に伴い、労働者のメンタルヘルスの低下が大きな問題となっています。本コラムでは、近年、産業心理学において関心が高まっているレジャー・クラフティングについてご紹介します。健康的でいきいきと働き続けていくうえでの余暇の役割に着目し、回復を促すための効果的な余暇の過ごし方を探っていきたいと思います。

1　はじめに

近年、私たちの「仕事」は大きく変化しています。職種を問わずさまざまな領域において先進機器が次々と導入され、作業の効率化が進んでいます。こうしたイノベーションは組織の生産性に大きく寄与していますが、一方で仕事のペースを加速させ、仕事負担の増加を助長しているとの指摘もあります。したがって、健康的にいきいきと働き続けていくためには、余暇を工夫しながら積極的に心身のマネジメントを行うことが重要となってきます。

本コラムでは、最近、産業心理学において注目されている「レジャー・クラフティング」についてご紹介したいと思います。まず導入として、レジャー・クラフティングの対概念とも言える「ジョブ・クラフティング」について簡単に説明します。それを踏まえて、次項ではレジャー・クラフティングについて実践例や研究を交えながらお話しします。そして最後に、レジャー・クラフティングを実践するうえでのポイントについて解説したいと思います。それでは早速、ジョブ・クラフティングから見ていきましょう。

2　ジョブ・クラフティング

近年、職場のメンタルヘルスでは、「ジョブ・クラフティング」という概念が注目されています。ジョブ・クラフティングとは、レズネスキーとダットンによって提唱された心理学的概念で、労働者主導による仕事のデザインを指します。従来の仕事のデザインの観点では、労働者は概して組織の管理者によって作成された仕事をこなすだけの受け身的な存在として定義されていました。これに対して、ジョブ・クラフティングの観点では、労働者は与えられた仕事を自らの意思で再設計することを試みる積極的な存在として定義されています。つまり、ジョブ・クラフティングとは、労働者が主体的に仕事や職場環境に変化を加えることで自らの能力や適性に合うよう作り変えていく（再設計する）プロセスを指す概念です（Wrzesniewski & Dutton, 2001）。

レズネスキーとダットン（2001）によると、ジョブ・クラフティングは「労働者個人が、仕事に関わるタスクや人間関係に対して行う物理的、認知的変化」と定義されており、作業クラフティング、関係クラフティング、認知クラフティングという三つの方略が想定されています。たとえば、労働者は仕事の量や範囲、種類を変化させたり（作業クラフティング）、職場の上司や同僚とのコミュニケーションに変化を加えたり（関係クラフティング）、自分の仕事の役割をより意味のあるものとしてとらえ直すこと（認知的クラフティング）などによって自分なりに仕事を再定義することができます。このように、労働者は与えられた仕事に自らの意思で変化を加えることによって仕事をよりエキサイティングで有意義なものへと変容させることができると考えられています。

3　レジャー・クラフティング

ここまで、ジョブ・クラフティングについて説明してきました。皆さんは任された仕事をどのように創意工夫されていますか。ジョブ・クラフティングによる変化は必ずしも大きなものである必要はありません。今回ジョブ・クラフティングを初めて知ったという方は、仕事を振り返ってみてどのような部分に変化を加えることができるかを考えることから始めてみてはいかがでしょうか。

さて、本邦では現在「働き方改革」が進められており従来の働き方が大幅に見直されている最中ですが、これと同時に進められている「休み方改革」という政策をご存知でしょうか。「休み方改革」とは、ゴールデンウィークや夏休み・冬休みなどの長期休暇の分散を図り、有給休暇の取得を促進するなど、官民一体となって労働者が休暇を取りやすい環境をつくっていくための取り組みのことです。つまり、働き方改革が「どう働くか」に着目した政策であるのに対し、休み方改革は「どう休むか」に主眼を置いた政策であると言えます。

本邦では長時間労働が大きな社会問題となっていますが、適切な休憩や休みを取らずに働き続けることは心身のストレスの蓄積につながり、バーンアウトなどの健康障害の原因となります。したがって、健康的でいきいきと働き続けていくためには、仕事以外の時間、すなわち余暇（leisure）には仕事から距離を取り、ストレスや疲労をしっかりと回復させることが重要となります。しかしながら、昨今のスマートフォンやノートパソコンなどモバイル通信機器の普及も相まって、仕事から適切な距離を取ることが難しくなってきています。したがって、最適な余暇の過ごし方について考えることは現代の労働者にとって極めて重要な課題となっています。

こうした背景を受けて、産業心理学では新たに、「レジャー（オフ・ジョブ）・クラフティング」という概念が注目されています。レジャー・クラフティングとは、個人が自らのニーズと価値観に合うように余暇を積極的に作り上げていくプロセスを意味し、「目標設定、人とのつながり、学習、および自己啓発を目的とした余暇活動の積極的な追求と実行」と定義されています（Petrou et al., 2017）。すなわち、ジョブ・クラフティングが労働者による仕事のデザインに関する概念であるのに対し、レジャー・クラフティングとは「個人による余暇のデザイン」に関する概念です。したがって、ジョブ・クラフティングで作業や関係性に変化を加えて仕事をより魅力的なものに作り変えるのと同じように、労働者は余暇における活動や関係性に変化を加えることで余暇を自らにとって最適なものに作り上げることができると考えられています。では、労働者は余暇のどのような部分をどう変化させることができるのでしょうか。次項では、余暇のウェルビーイングモデル（DRAMMA モデル）に基づくレジャー・クラフティング（de Bloom, 2018）について解説したいと思います。

4　DRAMMA モデルに基づくレジャー・クラフティング

労働者にとって余暇は、ウェルビーイングと健康を維持するうえで欠かせないものです。DRAMMA モデル（Newman et al., 2014）では、ウェルビーイングに影響を及ぼす心理学的メカニズムとして「ディタッチメント - 回復（Detachment-Recovery）」、「自律性（Autonomy）」、「熟達（Mastery）」、「意味（Meaning）」、「所属（Affiliation）」という五つの要因に焦点が当てられています。DRAMMA とはこの五つの要因の英語の頭文字を取ったもので、これら五つのニーズの充足がウェルビーイングに寄与すると考えられています。したがって、図16-1に示されているように、これらのニーズを満たすように意識的に余暇を作り上げていくことで回復を促し、ウェルビーイングを向上させることができると考えられています。それでは、これら五つのニーズについて一つずつ見ていきましょう。

（1）ディタッチメント - 回復

ディタッチメントとは、仕事から距離を取り、心理的に離れることを指す概念です。仕事はどんなものであれエネルギーの消費を伴います。したがって、仕事以外の時間には仕事から適切な距離を取り、心身のス

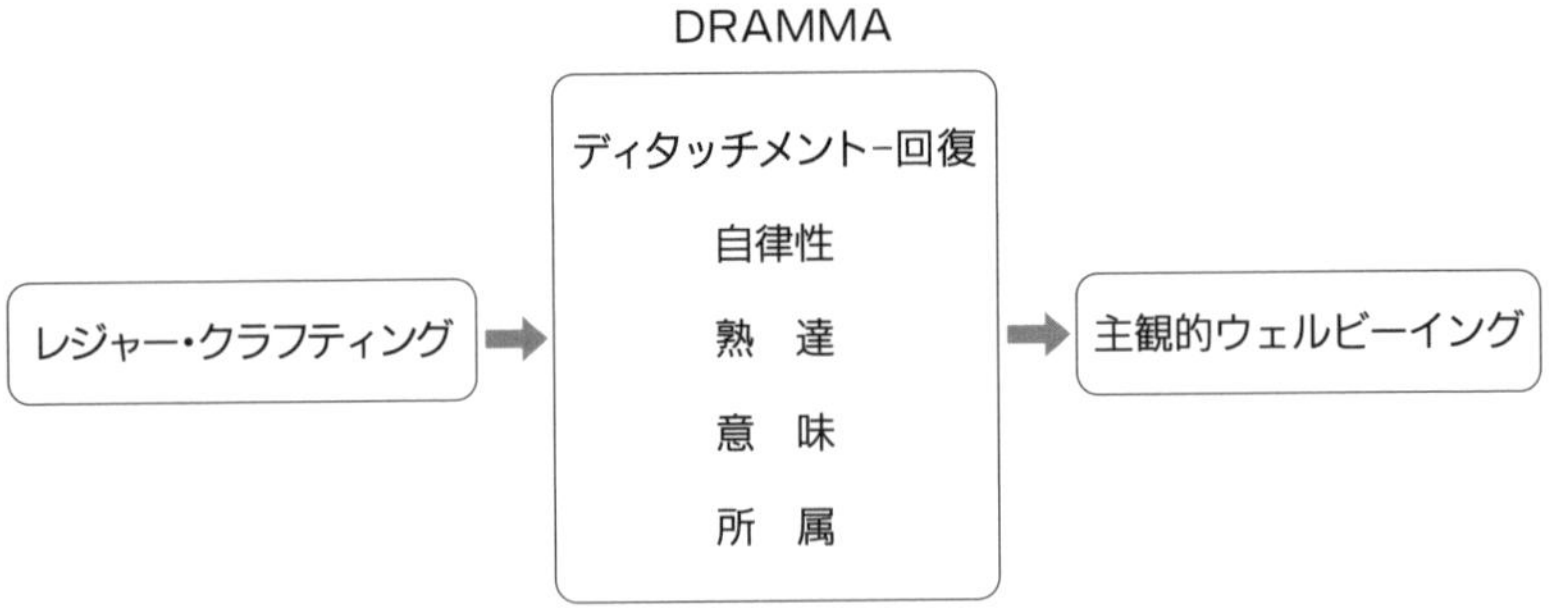

図 16‐1　DRAMMA モデルに基づくレジャー（オフ・ジョブ）・クラフティング

トレスや疲労を回復させることが重要です。この原理は恒常性を維持しようとする人体の制御メカニズム、すなわち「ホメオスタシス」に基づいています。ディタッチメント‐回復に関するレジャー・クラフティングの例としては、仕事がオフの日には仕事のメールをチェックしないように心掛けたり、好きなテレビを見たり音楽を聴きながら家でゆっくりすることなどが挙げられます。

(2) 自律性

自律性とは、自由に意思決定を行い、選択と意志の感覚を持って行動したいという欲求を表しています。人は余暇という時間を自分でコントロールし、自分の意志に基づいて好きなように時間を使いたいという基本的な欲求を有しています。休日や長期休暇が近づくにつれてなんだか嬉しくなったりワクワクしたりした経験はありませんか。このような感覚は、自分の好きなように余暇を過ごすことができるということに対する期待感や満足感に関係していると考えられます。自律性を促すための工夫としては、休日に取り組みたいことを具体的に思い浮かべたり、意識的に余暇の計画を立てたりすることなどが挙げられます。

（3）熟達

熟達とは、課題にチャレンジし、自らのスキルや能力を伸ばしたいという欲求と関係しています。熟達に関するレジャー・クラフティングの例としては、休日を利用して習い事に通ったり、仕事で必要なスキルを獲得するために自主学習したり、自己啓発に関する本を読んだりすることなどが挙げられます。人は余暇において有意義なことや価値のあることに取り組むことで熟達の欲求を満たし、ウェルビーイングに働きかけることができると考えられます。

（4）意味

意味とは、余暇を有意義に過ごし、人生における意味や目的を達成したいという欲求を指します。私たちが日本人労働者を対象に行ったインタビューでは、意味を促すためのレジャー・クラフティングとして、休日にボランティア活動に参加すること、宗教行事に参加すること、趣味に没頭すること、子どもや孫と遊ぶことなどが挙げられました。人生の意味や目的を見つけることは決して容易なことではありませんが、人生の意義を感じられるよう余暇を工夫することで生きがいの発見につながる可能性があります。

（5）所属

所属とは、他者とつながっていたいという基本的な欲求を表す概念です。社会的な生き物である人間にとって、他者と良好な関係を築き、コミュニティに所属することはアイデンティティを確立し、充実した社会生活を送るために不可欠なものです。所属を促すためのレジャー・クラフティングの例としては、家族旅行などを計画して家族と過ごす時間を増やしたり、友人や同僚と積極的にコミュニケーションを取ったり、地域の催し物に参加するなどして近所との交流を深めたりすることなどが考えられます。

これまで、いくつかの研究によってレジャー・クラフティングの有効性が実証されています。たとえば、オランダの労働者を対象とした研究では、レジャー・クラフティングは自律性や関係性などの基本的な心理的欲求を満たすのに有効である可能性が示唆されています（Petrou & Bakker, 2016）。また、ナイジェリアの看護師を対象とした研究では、レジャー・クラフティングを行っている個人ほど非生産的行動を取る傾向が低かったという結果が報告されています（Ugwu, 2017）。しかし、レジャー・クラフティングの研究はまだ始まったばかりであるため、今後さらに研究を重ねていく必要があります。

5　実践へのポイント

ここまで、DRAMMAモデルに基づくレジャー・クラフティングについて説明してきました。あなたには余暇において何か意識的に取り組んでいることや工夫していることはありますか。心当たりがないという方は余暇を自分なりにデザインするということを意識することから始めてみましょう。本項では、レジャー・クラフティングを実践するうえでのポイントをいくつかご紹介したいと思います。

（1）仕事と余暇の境界を意識する

先にも触れたとおり、ＩＣＴを基盤とする現代の労働環境では仕事と余暇を明確に区別することが難しくなってきています。勤務時間外であるにもかかわらず仕事のメールをチェックしたり、やり残した仕事を家に持ち帰って行った経験があるという人は少なくないと思います。こうした勤務時間外における仕事はときにやむを得ない場合もありますが、過剰な時間外労働の常習化は禁物です。日本では勤務時間を超えて一生懸命働くことが勤勉ととらえられる風潮がありますが、休みなく働くことは持続的な働き方の観点から決してよい習慣とは言えません。余暇を犠牲にして過剰に働き続けることはストレスや疲労を蓄積させ、ウェルビーイングの低下や健康障害を引き起こします。したがって、仕事のサイクルにおける休みの重要性を充分に理解し、仕事と余暇を区別して生活にメリハリをつけることが重要です。また、組織の経営者側もこのことをよく理解し、労働者が率先して余暇を取ることができる雰囲気づくりを行うことが大切です。

（2）夢中になれることを見つける

音楽、スポーツ、料理なんでも結構ですので趣味を見つけることを心掛けてみましょう。趣味に没頭することは心理的に仕事から離れること（ディタッチメント）を促すだけでなく、新しい人生の意味を見つけたり、人とのつながりを広げてくれます。私は楽器を弾くのが趣味なのですが、休日にはバンドの仲間と一緒に作曲をしたり、合奏を楽しんだりしています。正直なところ、趣味を楽しむ余裕があるというわけではなかったのですが余暇を充実させるためにあえてバンド活動に参加することにしたのです。結果としてこの選択は間違っていなかったと感じています。演奏に没頭することで仕事から適度に離れることができますし、難しいフレーズなどを練習することによって仕事とは違った緊張感や達成感を味わうこともできます。また、バンドを通してさまざまな人々と出会い、人とのつながりも増えました。このような余暇の過ごし方は日常の仕事にも良い影響を与えていると実感しています。

（3）直接的なコミュニケーションを心掛ける

ＩＣＴの普及に伴って現代社会では人と人との直接的なコミュニケーションの機会が限られてきています。ＩＣＴによるコミュニケーションは作業の効率化のために有効な手段ですが、一方で相手の表情が見えず、細かい意図や感情が伝わりにくいことから誤解やミスコミュニケーションが生じやすく、関係性も希薄になりやすいというデメリットもあります。したがって、他者とよい関係を築いていくためには日ごろから他者との直接的なコミュニケーションを心掛けることが重要です。たとえば、仕事の休憩時間には同僚に話しかけてみたり、昼食に誘ってみたりすることでコミュニケーションの機会を意識的に作り出すことができます。また、休みを利用して社内でレクリエーションや催し物などを行うことも関係性を深め、つながりを実感するための有効な手段と言えるでしょう。

実践のポイントを以下にまとめます。

❶ 仕事と余暇の境界を意識する。
❷ 夢中になれることを見つける。
❸ 直接的なコミュニケーションを心掛ける。

6　おわりに

本コラムでは、レジャー・クラフティングについて解説してきました。仕事負担の増加により健康へのリスクが高まっている現在の労働環境では、仕事をどう行うかだけでなくどう休むかということを考えることが重要です。人間はロボットではありませんからどんな人でも休みなく働き続けることはできません。仕事の後にはしっかりと休みを取り、次の仕事に向けて消費した心身のエネルギーを補充する必要があります。つまり、これは仕事と余暇が互いに切り離すことのできない一連のサイクルであるということを意味しています。したがって、持続的な働き方を実現するためには、このことを充分に理解したうえで仕事と余暇のバランスを意識することが大切です。

【文献】

de Bloom, J.（2018）Making leisure work: leisure crafting as active recovery from stressful work. *Occupational and Environmental Medicine*, **1635b**. doi: http://dx.doi.org/10.1136/oemed-2018-ICOHabstracts.1695

Newman, D. B., Tay, L., & Diener, E. (2014) Leisure and subjective well-being: A model of psychological mechanisms as mediating factors. *Journal of Happiness Studies: An Interdisciplinary Forum on Subjective Well-Being*, **15**(3), 555–578.

Petrou, P., Bakker, A. B. (2016) Crafting one's leisure time in response to high job strain. *Human Relations,* **9**(2), 507–529.

Petrou, P., Bakker, A. B., & van den Heuvel, M. (2017) Weekly job crafting and leisure crafting: Implications for meaning-making and work engagement. *Journal of Occupational and Organizational Psychology*, **90**(2), 129–152.

Ugwu, F. O. (2017) Contribution of perceived high workload to counterproductive work behaviors: Leisure crafting as a reduction strategy. *Practicum Psychologia*, **7**(2), 1–17.

Wrzesniewski, A. & Dutton, J. E. (2001) Crafting a job: Revisioning employees as active crafters of their work. *Academy of Management Review*, **26**(2), 179–201.

column 17

高齢労働者の就労意識と働く意欲

【櫻井 研司】

introduction

あなたは何歳まで仕事を続けたいですか。できるなら明日にでも辞めたい人、ローンや老後のことを考え定年まで堅実に働きたい人、少し早めにリタイアして余生をのんびり過ごしたい人など、希望はさまざまと思います。本コラムではそういったキャリア後半のお話、高齢期の就労意識と働く意欲についての研究をご紹介します。

1　高齢者とは何歳から？

人は何歳から「高齢者」になるのでしょうか。六十歳以上の方々に尋ねると、「七十歳から」という意見が最も多いようです（内閣府 2015）。また、「何歳まで収入を伴う仕事を続けたいですか」という質問に対して、六十歳以上の方々から最も多い回答は、「働けるうちはいつまでも」でした（内閣府 2015）。なんとも心強い回答

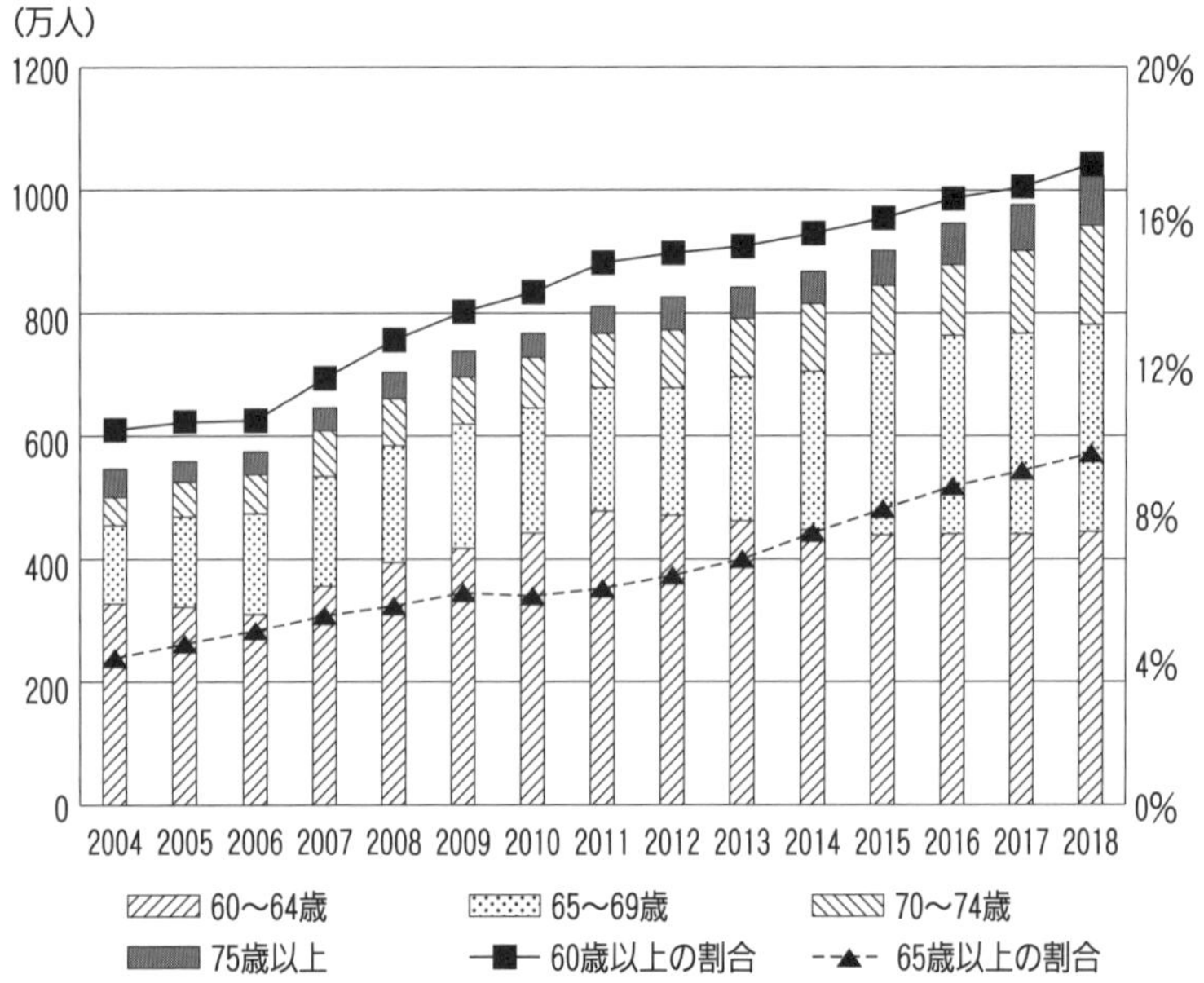

図 17-1　60 歳以上の雇用者数（左軸）と総雇用者数に占める 60・65 歳以上雇用者の割合（右軸）

ですが、実は日本の高齢者は国際的に見ても長く働き続ける傾向があり、六十五歳以上の雇用率（employment rate by the age group）[*1]で比較すると、アメリカの一・二八倍、イギリスの二・三一倍、ドイツの三・三七倍、フランスの八・〇八倍となっています（経済協力開発機構 2020）。

　さらに国内だけで見ても、六十歳以上の雇用者数は過去十五年で約二倍の、四百八十二万人増と推計されます（総務省統計局 2019）（図17-1参照）。雇用者総数に占める六十歳以上と六十五歳以上の割合という別の視点で見ても、共に増加傾向にあります（図17-1参照）。

　これらのことから、日本の高齢者は世界的に見ても長く働き、その傾向は近年さらに高まっていることがうかがえます。これほど高齢者の働く意識が高いというのは、生産年齢人口が減り続けるわが国の現状を考えればたいへん有り難いことと言えるのではないでしょうか。

2　就労意識と働く意欲

しかし、長く働き続ける人が多いのは明るい側面ばかりとは言えません。たとえば内閣府（2016）の調査によると、老後の備えが充分ではないと感じる日本の高齢者は約六割おり、比較対象となった諸外国（ドイツ、スウェーデン、アメリカ）の高齢者と比べて二～三倍ほど割合が高いことが報告されています。また、日本の高齢者が就労を希望する一番の理由は、「収入を得るため」となっています（内閣府 2016, 2020）。これらを踏まえれば、日本の高齢者の高い就労意識には働きたいという意欲よりも、働かざるを得ないという側面が大きいのかもしれません。

また、日本の人々が長く働くようになったのは、老齢厚生年金の支給が段階的に六十五歳まで引き上げられることに加え、二〇一三年に改正された高年齢者雇用安定法[*2]により、企業が六十五歳までの雇用を確保することが求められるようになったことも背景にあるでしょう。

このように制度として高齢期の就労を後押しした結果、働き続ける人の数が増える半面、働く意欲の低い高齢労働者が増えた可能性は否定できません。たとえば、会社が雇用を継続してくれるため、「それなら年

＊1　二〇一八年の雇用率データに基づいたもの。雇用率＝六十五以上の雇用者÷六十五歳以上人口。

＊2　公的年金を受け取る資格がある人に対して支払われる老齢年金は、ほかにも国民年金法による老齢基礎年金がありますが、以前は六十歳から支給が開始されていました。

金がもらえる六十五歳までのんびりと働こうか」とかまえる人や、役職を退き「これまで充分会社に貢献してきたのだから、これからは楽をさせてもらうよ」と気が緩む人もいるのではないでしょうか。事実、日本経済団体連合会（2016）の調査によると、ホワイトカラーの高齢社員に関して生じている一番の問題は、処遇の低下・役割の変化等により働く意欲が低下していること（五三％）、となっています。

3　日本の高齢者の働く意欲を高めるには

日本の高齢者がより意欲的に働くためには、どのような対策がとれるでしょうか。この質問を検討するにあたって関連性が高く、かつ近年ホットな話題となっているのが「Successful Aging at Work」というコンセプトです。Successful Aging at Work とは従業員の健康、および働く能力と意欲を長く維持することと定義づけられます。

働く能力と意欲に関しては、特に重視されているのが認知能力です。その理由は、認知能力が仕事のできる人とそうでない人を区別する最も強力な予測要因だ、という実証的な根拠があるためです（特に創造性や変化への順応が求められるホワイトカラー職では、より顕著になります〈Schmidt & Hunter, 1998〉）。さらに高齢労働者にとっては、仕事の能力の低下は働く意欲を低下させ退職意欲を高める傾向があるため、注目に値すると言えます（Barnes-Farrell, 2003）。

（1）認知能力

認知能力には、流動的能力と結晶的能力があります。

流動的能力は、臨機応変に素早く物事に対応する能力、たとえば情報を処理するスピード、新しい物事を記憶・学習する、膨大な情報から必要な内容だけを選別する、といったものです。この能力は一般的に二十代でピークを迎え、その後徐々に衰えていくことが知られています（Salthouse, 2012）。高齢者はしばしば口頭の情報を処理して理解する能力が低下することがありますが、それは流動的能力の衰えを反映しており、働く意欲の低下にもつながると考えられます。つまり、以前は問題なくできたことが困難になれば人はやる気を失います。

一方、結晶的能力は経験を通して獲得する知能とそれらを応用する能力で、コミュニケーション能力、理解力、洞察力、想像力などが含まれます。この能力は年を取るごとに高まり、低下が始まるのは六十五歳以降であると考えられています（Salthouse, 2012）。

自分の強みを活かせる課題と関わることが、働く意欲を高めるうえで重要なことは多くの研究で実証済みです（Ryan & Deci, 2017）。この事実を踏まえると、高齢労働者が意欲的に取り組めるのは、結晶的能力と関わりの深い仕事になります。すなわち、高齢者の強みである長年培ってきた専門知識とスキルが職務遂行上で活かせる仕事（つまり慣れ親しんだ職務）、および役割（若手の支援・育成など）が該当します。一方、流動的能力が多く要求されるような変化に富んだ仕事内容であったり、経験が参考にならない仕事に対して高齢労働者の意欲は高まりにくいと考えます。

前述した若手の支援・育成に関して、人は高齢になるほど他者からの評価に対して敏感になり（Wang et

al., 2015）、指導意欲も高くなる傾向を有するため（Burmeister et al., 2019）、適役だと考えられます。実際、若手の支援・育成の役割は高齢者の高い意欲を引き出し、質の高い指導を促すため指導を受ける若手の組織定着にも効果が高いことが報告されています（Burmeister et al., 2019）。

もちろん、高齢社員が培った専門知識やスキルが、通用しづらくなるケースもあるかと思います。しかし、後進に伝えることができるのは専門知識や技能以外にも、リーダーシップ、仕事の管理・配分方法、キャリアについての考え方など多岐にわたります。さらに若手とペアを組むことで新しい情報を取り入れたり、後進を指導する必要性から、古くなった自身の専門知識とスキルをアップデートする動機づけが高くなることも充分に考えられます。

（2）認知能力の衰えを緩やかにする

流動的能力をまったく必要としない仕事などあり得ません。したがって、高齢労働者の仕事の能力と意欲を高いレベルで維持するためには、定年よりもだいぶ前から衰え始める流動的能力をどう維持するかも、一つのポイントとなります。

近年の研究では、流動的能力の低下に重要な個人差があることが明らかになっています。第一に、若い頃から認知的に複雑な仕事をこなしてきた人ほど（Andel et al., 2016）、また、仕事内容の変化をより多く経験した人ほど（Oltmanns et al., 2017）、流動的能力の低下が緩やかになる傾向が報告されています。さらに、認知的な仕事の複雑さと、記憶や学習と関わりが強い脳細胞（灰白質）の大きさは正比例しているという報告もあります（Oltmanns et al., 2017）。つまり、流動的能力に関しては、「Use it or Lose it（使わなければ衰える）」

という説に一定の裏付けがあると言えます。

第二に、プライベートでチェスやパズルといった認知的な刺激を得る活動を頻繁に行う人ほど、そして散歩やスポーツなどで体をよく動かす人ほど、認知能力の低下が緩やかという報告もあります（Andel et al., 2016）。さらに、身体的な虚弱（握力低下、歩行速度が遅い、疲れやすいなど）は、認知能力の低下と正の関係も報告されています（Cano et al., 2012）。

以上をまとめると、若いうちから仕事を非ルーティン化したり、プライベートで健康を自己管理することが健康、および働く能力と意欲を長く維持するうえで肝要と言えます。

（3）加齢による衰えとうまく付き合う

補償を伴う選択最適化理論（Baltes et al., 1999）という発達心理学の考え方によると、高齢労働者が加齢とうまく付き合うための有効な手段は、老化の影響が少ない、あるいは少なくなるよう少数の目標を選択し、その目標を達成するための資源（スキルなど）を獲得したり伸ばしたりすることとです。

わかりやすい例として、バルテスら（1999）はアルトゥール・ルービンシュタインという二十世紀を代表するピアニストを紹介しています。ルービンシュタインは八十歳を超えても高いレベルの演奏を維持できた人として知られていますが、彼がその秘訣として教えた三つの戦略が、①演奏するレパートリーを若いときよりも減らし、②そのぶん少数の曲の練習に専念し、③能力の衰えを気づかせない演奏上の工夫とスキルを向上させること（テンポの速いパートの直前はあえてゆっくりと演奏するなど）、です。つまり、老化による身体的な衰えは受け容れつつも、目標達成をより効率的・適応的なものにするという意味では成長も可能だということを述べています。

こういった高齢期の成長的な適応は、ピアニストのように特殊な職業にしか応用できないわけではありません。たとえば、戦略①は、分業制度（ワークシェアリング）と通じるところがあります。分業制度によって役割的な負担軽減が可能ならば、高齢者自身が加齢を補う仕事のスキルを磨いたり、その方法について情報を共有したりすることも可能だと考えます。分業の利点は、一人分の賃金で二人分の頭脳とスキルが活かせることと言われますが、高齢労働者の強みが活かせる働き方を検討していくことも重要であると考えます。

4　実践へのポイント

本コラムで紹介した内容をまとめると、以下の三つになります。

❶ 高齢労働者は増加傾向にあり、その方々の活用については意欲の低下が指摘されていること。[*3]
❷ 高齢労働者の働く意欲は、健康および認知能力と深い関わりがあること。
❸ 働く意欲を高めるためには、キャリア後半のみならず、従業員の就業人生をトータルでとらえるSuccessful aging at workという観点も有用。

＊3　仕事の動機づけは単一次元で概念化されるものではありません。成長や獲得のための動機づけを基準にすると、高齢労働者は若い世代よりも動機づけが低い傾向があります。しかし、社会情動的な経験（有意味感、やりがいなど）を獲得する動機づけは、高齢労働者のほうが若い世代よりも高いことが報告されています。

特に、近年では「健康経営」という概念も広がり、従業員の健康管理に積極的な企業も増えているようですが、それは高齢労働者の活躍を先取りして推進しているという意味合いも含みますので、是非積極的に取り組んでいただければと思います。また、高齢労働者は新しいスキルの獲得について意欲が低下する一方、既存のスキルを活かす仕事については意欲が高まる傾向があるようです。したがって配置転換の際、「仕事の多様性」よりは、「本人の能力に沿ったスキルの多様性」を考慮することも有用かと思います。

【文献】

Andel, R., Finkel, D., & Pedersen, N. L.（2016）Effects of preretirement work complexity and postretirement leisure activity on cognitive aging. *The Journals of Gerontology, Series B: Psychological Sciences and Social Sciences*, **71**(5), 849-856.

Baltes, P. B., Staudinger, U. M., & Lindenberger, U.（1999）Lifespan psychology: Theory and application to intellectual functioning. *Annual Review of Psychology*, **50**, 471-507.

Barnes-Farrell, J. L.（2003）Beyond health and wealth: Attitudinal and other influences on retirement decision-making. In G. A. Adams & T. A. Beehr（Eds.）, *Retirement: Reasons, processes, and results*. Springer, pp.159-187.

Burmeister, A., Wang, M., & Hirschi, A.（2019, November 7）Understanding the Motivational Benefits of knowledge transfer for older and younger workers in age-diverse coworker dyads: An actor-partner interdependence model. *Journal of Applied Psychology*. Advance online publication.

Cano, C., Samper-Ternent, R., Al Snih, S., Markides, K., & Ottenbacher, K. J.（2012）Frailty and cognitive impairment as predictors of mortality in older Mexican Americans. *The Journal of Nutrition, Health & Aging*, **16**(2), 142-147.

経済協力開発機構（2020）OECD database LFS by sex and age-indicators: Employment-population ratios.〔https://stats.oecd.org/Index.aspx?QueryId=64196〕（二〇二〇年一月十日確認）

内閣府（2015）「平成26年度高齢者の日常生活に関する意識調査結果」〔https://www8.cao.go.jp/kourei/ishiki/h26/sougou/

zentai/index.html〕（二〇一九年十二月十日アクセス）
内閣府（2016）「平成27年度 第8回高齢者の生活と意識に関する国際比較調査結果」〔https://www8.cao.go.jp/kourei/ishiki/h27/zentai/index.html〕（二〇一九年十二月十日アクセス）
内閣府（2019）「平成31年第4回経済財政諮問会議議事要旨」〔https://www5.cao.go.jp/keizai-shimon/kaigi/minutes/2019/0327/gijiyoushi.pdf〕（二〇一九年十二月十日アクセス）
内閣府（2020）「国民生活に関する世論調査」〔https://survey.gov-online.go.jp/r01/r01-life/gairyaku.pdf〕（二〇一九年十二月十日アクセス）
日本経済団体連合会（2016）「ホワイトカラー高齢社員の活躍をめぐる現状・課題と取り組み」〔https://www.keidanren.or.jp/policy/2016/037.html〕（二〇二〇年一月十日アクセス）
Oltmanns, J., Godde, B., Winneke, A. H., Richter, G., Niemann, C., Voelcker-Rehage, C., Schömann, K., & Staudinger, U. M.（2017）Don't lose your brain at work: The role of recurrent novelty at work in cognitive and brain aging. *Frontiers in Psychology*, **8**, 1–16.
Ryan, R. M. & Deci, E. L.（2017）*Self-determination theory: Basic psychological needs in motivation, development, and wellness*. Guilford Press.
Salthouse, T.（2012）Consequences of age-related cognitive declines. *Annual Review of Psychology*, **63**, 201–226.
Schmidt, F. L. & Hunter, J. E.（1998）. The validity and utility of selection methods in personnel psychology: Practical and theoretical implications of 85 years of research findings. *Psychological Bulletin*, **124**(2), 262–274.
総務省統計局（2019）「労働力調査詳細集計（全都道府県長期系列データ）」〔https://www.e-stat.go.jp/stat-search/files?page=1&toukei=00200531〕（二〇二〇年一月十日アクセス）
Wang, M., Burlacu, G., Truxillo, D., James, K., & Yao, X.（2015）Age differences in feedback reactions: The roles of employee feedback orientation on social awareness and utility. *Journal of Applied Psychology*, **100**(4), 1296–1308.

原　雄二郎（はら　ゆうじろう）

執筆箇所　コラム 10

2010 年　東京大学大学院医学系研究科公共健康医学専攻公衆衛生学修士課程修了

現　在　株式会社 Ds's メンタルヘルス・ラボ代表取締役，精神科医，産業医

荒川　豊（あらかわ　ゆたか）

執筆箇所　コラム 11

2006 年　慶應義塾大学大学院理工学研究科開放環境科学後期博士課程修了

現　在　九州大学大学院システム情報科学研究院教授

中田光紀（なかた　あきのり）

執筆箇所　コラム 14，15

1997 年　東京大学大学院医学系研究科単位取得退学

現　在　国際医療福祉大学東京赤坂心理・医療福祉マネジメント学部教授

外山浩之（とやま　ひろゆき）

執筆箇所　コラム 16

2018 年　ユヴァスキュラ大学社会科学部心理学科博士課程修了

現　在　ヘルシンキ大学教育科学部教育心理学科研究員

櫻井研司（さくらい　けんじ）

執筆箇所　コラム 17

2011 年　米国オハイオ州ボーリング・グリーン州立大学心理学部産業・組織心理学科博士課程修了

現　在　日本大学経済学部准教授

大塚泰正（おおつか　やすまさ）
執筆箇所　コラム 4
2003 年　早稲田大学大学院文学研究科心理学専攻博士後期課程単位取得退学
現　在　筑波大学人間系准教授，臨床心理士，精神保健福祉士

稲水伸行（いなみず　のぶゆき）
執筆箇所　コラム 5
2008 年　東京大学大学院経済学研究科博士課程単位取得退学
現　在　東京大学大学院経済学研究科准教授

山田雄介（やまだ　ゆうすけ）
執筆箇所　コラム 6
2002 年　横浜国立大学卒業
現　在　株式会社オカムラ働き方コンサルティング事業部，WORK MILL 編集長，一級建築士，認定ファシリティマネージャー

江口　尚（えぐち　ひさし）
執筆箇所　コラム 7，12
2013 年　信州大学大学院医学系研究科博士課程医学系専攻修了
現　在　産業医科大学産業生態科学研究所産業精神保健学研究室教授，日本産業衛生学会指導医

種市康太郎（たねいち　こうたろう）
執筆箇所　コラム 8
2010 年　早稲田大学大学院文学研究科心理学専攻博士後期課程単位取得退学
現　在　桜美林大学リベラルアーツ学群教授，臨床心理士，精神保健福祉士

田山　淳（たやま　じゅん）
執筆箇所　コラム 9
2004 年　東北大学大学院医学系研究科行動医学分野博士後期課程修了
現　在　早稲田大学大学院人間科学学術院准教授，臨床心理士

■著者紹介（執筆順）

島津明人（しまず　あきひと）
執筆箇所　まえがき，コラム 13
［編著者紹介を参照］

池田　浩（いけだ　ひろし）
執筆箇所　コラム 1
2006 年　九州大学大学院人間環境学府博士後期課程修了
現　在　九州大学大学院人間環境学研究院准教授

大野正勝（おおの　まさかつ）
執筆箇所　コラム 2
2010 年　クレアモント大学院大学ポジティブ組織心理学博士課程修了
現　在　マンチェスター大学アライアンス・マンチェスター・ビジネス・スクール組織心理学講師

麓　仁美（ふもと　よしみ）
執筆箇所　コラム 3
2009 年　神戸大学大学院経営学研究科博士後期課程修了
現　在　松山大学経営学部准教授

森永雄太（もりなが　ゆうた）
執筆箇所　コラム 3
2010 年　神戸大学大学院経営学研究科マネジメントシステム専攻博士後期課程修了
現　在　武蔵大学経済学部経営学科准教授

桃谷裕子（ももたに　ひろこ）
執筆箇所　コラム 4
2017 年　筑波大学大学院人間総合科学研究科生涯発達専攻博士前期課程修了
現　在　独立行政法人労働者健康安全機構横浜労災病院勤労者メンタルヘルスセンター，筑波大学大学院人間総合科学研究科生涯発達科学専攻博士後期課程在籍，公認心理師，臨床心理士，薬剤師

■編著者紹介

島津明人（しまず　あきひと）

2000年　早稲田大学大学院文学研究科心理学専攻博士後期課程修了，博士（文学）
現　在　慶應義塾大学総合政策学部教授，公認心理師，臨床心理士
主著書　『Q＆Aで学ぶワーク・エンゲイジメント――できる職場のつくりかた』金剛出版 2018年，『職場のポジティブメンタルヘルス2――科学的根拠に基づくマネジメントの実践』誠信書房 2017年，『産業保健心理学』ナカニシヤ出版 2017年，『産業保健スタッフのためのセルフケア支援マニュアル――ストレスチェックと連動した相談の進め方』誠信書房 2016年，『職場のポジティブメンタルヘルス――現場で活かせる最新理論』誠信書房 2015年，『ワーク・エンゲイジメント――ポジティブメンタルヘルスで活力ある毎日を』労働調査会 2014年，『ワーク・エンゲイジメント――基本理論と研究のためのハンドブック』（総監訳）星和書店 2014年，『職場のストレスマネジメント（CD付き）――セルフケア教育の企画・実施マニュアル』（編著）誠信書房 2014年，『災害時の健康支援――行動科学からのアプローチ』（編）誠信書房 2012年，『ワーク・エンゲイジメント入門』（共訳）星和書店 2012年，『自分でできるストレス・マネジメント――活力を引き出す6つのレッスン』（共著）培風館 2008年，『職場におけるメンタルヘルスのスペシャリストbook』（共著）培風館 2007年，『じょうずなストレス対処のためのトレーニングブック』法研 2003年，『職場不適応と心理的ストレス』風間書房 2003年

職場《しょくば》のポジティブメンタルヘルス 3
――働《はたら》き方改革《かたかいかく》に活《い》かす 17 のヒント

2020年10月15日　第1刷発行

編著者　島津明人
発行者　柴田敏樹
印刷者　田中雅博

発行所　株式会社誠信書房
〒112-0012　東京都文京区大塚3-20-6
電話 03(3946)5666
http://www.seishinshobo.co.jp/

印刷／製本：創栄図書印刷㈱
落丁・乱丁本はお取り替えいたします

ISBN978-4-414-80211-5 C1047